Asmus Finzen

Schizophrenie – die Krankheit behandeln

Asmus Finzen

Schizophrenie – die Krankheit behandeln

Psychiatrie-Verlag

Asmus Finzen:

Schizophrenie – die Krankheit behandeln

2. korrigierte Auflage 2003

ISBN 3-88414-261-5

Bibliografische Information Der Deutschen Bibliothek

Die Deutsche Bibliothek verzeichnet diese Publikation in der Deutschen Nationalbibliografie; detaillierte bibliografische Daten sind im Internet über http://dnb.ddb.de abrufbar.

Umschlaggestaltung: markus lau hintzenstern, Berlin

Typografie und Illustrationen: Iga Bielejec, Nierstein

Druck und Bindung: Clausen & Bosse, Leck

Psychiatrie-Verlag im Internet: www.psychiatrie.de/verlag

Vorwort

»Dem Schizophrenen bleibt das Gesunde erhalten.«

Eugen Bleuler

Psychische Krankheiten sind behandelbar, die meisten gut. Das gilt auch für Psychosen aus dem schizophrenen Formenkreis, für schizophreniforme, schizotype und wahnhafte Störungen und für schizoaffektive Psychosen. Die größten Hindernisse für eine erfolgreiche Therapie bestehen nicht in den eingeschränkten Möglichkeiten der Psychiatrie, sondern in einer Reihe von scheinbar peripheren Faktoren. Zum einen ist das Hilfesuchverhalten der Kranken oft infolge psychosebedingter Störungen des Handelns und des Wollens beeinträchtigt. Zum anderen dauert es lange – oft zu lange – bis die Diagnose einer schizophrenen Psychose gestellt wird. Zum dritten erweist sich die Stigmatisierung der Krankheit als Behandlungshindernis ersten Ranges. Nach wie vor geistert der Mythos der Unheilbarkeit von allem, was mit Schizophrenie zu tun hat, durch die Öffentlichkeit. Schließlich sind auch die therapeutischen Bemühungen von zahlreichen Hausärzten, klinischen Psychologen und Psychiatern nicht selten durch einen ebenso hartnäckigen wie unberechtigten Defätismus gekennzeichnet.

Diese Hindernisse zu überwinden, ist vorrangiges Ziel dieses Buches, das sich, wie seine Vorgänger – »Schizophrenie – die Krankheit verstehen« und »Psychose und Stigma« – an Kranke und Angehörige, Therapeutinnen und Therapeuten und die interessierte Öffentlichkeit wendet. Es will die Motivation der Kranken stärken, gemeinsam mit ihren Behandelnden einen Weg zu suchen, mit der Krankheit zu leben und sie, wo immer möglich, zu überwinden oder doch zu kontrollieren. Es will die Angehörigen von Psychosekranken ermutigen, Geduld und Hoffnung aufrechtzuerhalten. Es appelliert an die Behandelnden, nicht vorschnell vor der Krankheit, vor unzureichender Kooperationsbereitschaft, vor Behandlungsverweigerung und

Therapieabbrüchen, vor »Uneinsichtigkeit«, vor Rückfällen, vor »Therapieresistenz« oder unzureichendem Therapieerfolg zu kapitulieren.

Die Psychosen aus dem schizophrenen Formenkreis gehören zu den wenigen Krankheiten, bei denen die Diagnose nichts über die Prognose, nichts über den Krankheitsausgang aussagt. Eine Besserung, ja eine weitgehende Wiederherstellung, ist auch nach Jahren noch zu erreichen und zwar auch dann, wenn der Behandlungsverlauf sich zunächst nicht so günstig anlässt, wie die Beteiligten sich das erhoffen. Es sei daran erinnert, dass eine Psychose, wenn sie erst einmal einen chronisch-rezidivierenden Verlauf genommen hat, über Jahrzehnte andauern kann, über ein ganzes Leben. Da sie am häufigsten im zweiten und dritten Lebensjahrzehnt ausbricht, können dies mehr als fünfzig Jahre sein.

Diese Feststellung erschreckt zunächst. Wie soll man nicht die Geduld verlieren, wenn eine Krankheit eine so lange zeitliche Perspektive hat? Die Antwort ist einfach: Man darf sie nicht verlieren, weil jedes Jahr, das sie andauert, eine neue Chance bietet, ihren Verlauf zum Positiven zu wenden. Die Biografie des Amerikanischen Nobelpreisträgers für Wirtschaftswissenschaften des Jahres 1994 John Forbes NASH ist nur ein Beispiel dafür, wie sich eine solche positive Wende nach Jahrzehnten gestalten kann. Viele andere Beispiele aus dem psychiatrischen Alltag sind der öffentlichen Aufmerksamkeit entzogen. Das bedeutet aber nicht, dass es sie nicht gibt. Diese langzeitige Perspektive verlangt von den Behandelnden und von den Kranken und ihren Angehörigen nicht nur einen langen Atem. Sie verlangt auch langfristige Behandlungsstrategien, die sich durch Beharrlichkeit, Geduld, die Bereitschaft zu fortwährenden Neuanfängen und Gewährleistung einer langfristigen Kontinuität der Behandlung auszeichnen.

Die lange Zeit, die eine Psychose aus dem schizophrenen Formenkreis andauern kann, schlägt sich auch im Aufbau meines Buches und in der Darstellung der therapeutischen Möglichkeiten und Notwendigkeiten nieder. Schizophrenietherapie muss integrativ sein. Sie verlangt das Zusammenwirken von Kranken, Therapeuten, Angehörigen und des näheren sozialen Umfeldes. Sie besteht aus psychotherapeutischer Betreuung und Behandlung, einer Fülle von sozio- und milieutherapeutischen Maßnahmen und aus Medikamentenbehandlung. Diese therapeutischen Handlungen erfolgen nicht nacheinander, sondern gleichzeitig.

Deswegen stelle ich sie auch nicht unabhängig voneinander oder nebeneinander in Einzelkapiteln vor. Ich folge vielmehr der Chronologie des Krankheitsverlaufes von der Diagnosestellung über die Erstbehandlung zur Wiederherstellung – bei chronisch rezidivierendem Verlauf über den Rückfall, die Möglichkeiten der Rückfallprophylaxe zur längerzeitigen Perspektive des Lebens mit der Krankheit. Jedes Kapitel ist so geschrieben, dass es für sich selbst verständlich ist. Einzelne Wiederholungen habe ich dafür in Kauf genommen. Dennoch habe ich an meinem Ziel festgehalten, ein kurzes, überschaubares Buch zu schreiben. Das war nur möglich, indem ich mich auf die Grundzüge der Therapie konzentriert und auf die detaillierte Darstellung der Krankheit, der Medikamentenbehandlung, der Suizidprophylaxe und der Stigmatisierungsfolgen verzichtet habe. Alles dies habe ich in anderen Büchern des Psychiatrie-Verlags dargestellt.*

Wenn alle Möglichkeiten der Behandlung ausgeschöpft werden, haben fast alle Schizophreniekranken eine Chance auf ein besseres Leben mit ihrer Krankheit. Eine Chance auf Heilung hat nur jenes Drittel, bei dem die Krankheit sich spontan zurückbildet. Bei allen anderen kommt es darauf an, die vorhandenen Möglichkeiten der Therapie und der bewussten Auseinandersetzung mit der Krankheit zu nutzen. Wie bei anderen schweren Erkrankungen bleibt eine kleine Gruppe von Betroffenen, bei denen die Psychiatrie an ihre Grenzen gerät. Wir dürfen nicht ruhen, bevor wir auch ihnen helfen können.

Wir dürfen darüber aber auch nicht vergessen, dass sie es sind, die unser Bild von der Schizophrenie am stärksten prägen. Diejenigen, denen wir erfolgreich haben helfen können, sehen wir meist nicht wieder. Das sind auch diejenigen, die uns optimistisch stimmen können. An sie dürfen und müssen wir denken, wenn wir uns im Alltag um diejenigen bemühen, die nicht so glücklich sind. In der übrigen Medizin ist das alltäglich. In der Psychiatrie tun wir uns offenbar schwer damit.

Basel, im Januar 2001 und November 2002

* ▸ **Schizophrenie**. Die Krankheit verstehen. 4. Auflage 2000.
▸ **Medikamentenbehandlung bei psychischen Störungen**: Medikamentenbehandlung der Psychosen aus dem schizophrenen Formenkreis. 13. Auflage 2001.
▸ **Suizidprophylaxe bei psychischen Störungen**. 4. Auflage 1997.
▸ **Psychose und Stigma**: Stigmabewältigung – zum Umgang mit Vorurteilen und Schuldzuweisung. 2. Auflage 2001.

1 Einführung
Schizophrenie – die Krankheit behandeln

»Die Schizophrenietherapie ist die dankbarste für den Arzt.«

Eugen BLEULER 1911

Schizophrene Psychosen sind schwere Erkrankungen. Entgegen einem verbreiteten Vorurteil sind sie behandelbar, nicht immer gut, aber oft befriedigend. Sie sind zwar nicht immer heilbar, aber auch nicht unheilbar: Wir wissen seit mittlerweile hundert Jahren, dass sie bei einem Drittel der Kranken ausheilen – mit oder ohne Behandlung. Wir wissen auch, dass ihr Verlauf bei einem weiteren Drittel der Kranken mehr oder weniger günstig ist – dies in Abhängigkeit von kompetenter Behandlung. Ein Drittel der Kranken trifft die ganze Schwere des psychotischen Leidens. Bei ihnen ist der Krankheitsverlauf chronisch-rezidivierend – wiederkehrend oder andauernd. Bei vielen von ihnen führt sie zu Invalidität. Aber auch diesen Kranken kann geholfen werden, die Symptome zu lindern, das Leiden zu mindern und zu lernen, mit ihrer Krankheit zu leben. Das fordert Geduld von allen Beteiligten und Verständnis von Seiten der Menschen, die mit den Psychosekranken leben –, aber auch für diese Menschen, vor allem für ihre Angehörigen.

Die Psychosen aus dem schizophrenen Formenkreis sind in der Regel schwere Erkrankungen, aber nicht immer und nicht in jedem Einzelfall. Sie sind die schillerndsten aller psychischen Störungen. Sie können akut und dramatisch verlaufen oder schleichend und für Außenstehende kaum wahrnehmbar. Sie können kurze Zeit andauern wie eine Sommergrippe oder ein ganzes Leben. Sie können einmalig aufflackern, oft ohne dass es den Betroffenen bewusst ist, was sich dort in ihnen abspielt. Sie können in kürzeren oder längeren Abständen wieder auftreten oder sich chronifizieren. Sie treffen Jugendliche und junge Erwachsene. Sie treffen, seltener, Frauen und Männer, die mitten im Leben stehen, und solche an der Schwelle zum Alter.

Noch einmal: Psychosen aus dem schizophrenen Formenkreis sind schwere Erkrankungen. Eines aber unterscheidet sie von fast allen anderen bedrohlichen Krankheiten: Die Diagnose entscheidet nicht über die Prognose. Die Diagnose ist nicht das Ende, wie das Vorurteil sagt, wie Kranke, Angehörige und manchmal auch Behandelnde dies immer wieder erleben, wenn die Krankheit ihren Namen bekommt. Sie ist der Anfang der Auseinandersetzung mit einem Leiden, das mutmaßlich tief in das eigene Leben eingreifen wird, einer Auseinandersetzung aber, in der man die Oberhand behalten kann wie bei anderen schweren Erkrankungen auch, der Leukämie etwa, dem jugendlichen Diabetes oder dem chronischen Nierenversagen.

Was bedeutet das, dass die Diagnose nicht über die Prognose entscheidet? Bei der Leukämie, beim Insulin-pflichtigen Diabetes, beim Nierenversagen ist der Verlauf zum Tode unausweichlich, wenn keine konsequente Behandlung erfolgt. Bei der Schizophrenie ist das anders. Sie kann, wie bereits erwähnt, ohne psychiatrische Intervention ausheilen. Sie kann das – und tut es auch – unabhängig von der Dramatik der Anfangssymptome – und nicht nur in den ersten Krankheitswochen oder Monaten, sondern nicht ganz selten auch nach Jahren oder Jahrzehnten. Umgekehrt bedeutet das aber auch, dass ein günstiger Frühverlauf kein Anlass zur vorzeitigen Entwarnung ist, sondern Aufforderung zur konsequenten langfristigen Behandlung und Betreuung, um einer späteren Wende zum Negativen vorzubeugen.

Was bedeutet das für die Behandlung?

»Die Therapie der Schizophrenie ist wohl die dankbarste für den Arzt.«

Diese für viele überraschende Feststellung trifft Eugen Bleuler, der der Schizophrenie 1911 ihren Namen gegeben hat in seinem berühmten ersten Buch über »Die Gruppe der Schizophrenien«. Dieser Satz steht im Widerspruch zum psychiatrischen Alltag. Die Medizin hat über lange Jahrzehnte wenig Geduld mit den Schizophreniekranken gehabt. Sie hat ihre Hilflosigkeit mit Zurückweisung, Schuldzuweisung – etwa an die »schizophrenogene« Mutter – oder Vernachlässigung in Verwahranstalten beantwortet. Sie hat sich damit nicht anders verhalten, als die gesellschaftliche Umgebung, als die Gemeinschaft der Gesunden im Allgemeinen.

Mit der Hilflosigkeit ist es nun schon seit Jahrzehnten vorbei. Aber das Bild der Schizophrenie als »unheilbarer«, unheimlicher, ja verrufener Krankheit, deren bloße Benennung bei Kranken und Angehörigen Schrecken auslöst, dieses Bild wirkt nach. Es haftet den Kranken an gleichsam als

Geruch, als sichtbares oder unsichtbares Stigma. Dieses Bild – in der Soziologie nennt man es soziale Repräsentation – der Schizophrenie wird zu einem Teil der Krankheit, wenn man so will zur zweiten Krankheit: Es behindert die Therapie der Kranken und ihrer Symptome. Es behindert die Entschlossenheit des therapeutischen Engagements bei den Behandelnden und bewirkt Kleinmut und Pessimismus bei den Kranken und ihren Angehörigen. Aus diesem Grunde muss das tief verwurzelte negative Bild der Schizophrenie, das Stigma der Krankheit, das die Kranken zutiefst verletzt, zugleich mit dem Grundleiden behandelt werden. Die Stigmabewältigung wird damit zu einer tragenden Säule der Therapie.

Individuelle Behandlung

Wenn eine Krankheit so vielfältig ist wie die Psychosen aus dem schizophrenen Formenkreis, ist es nicht möglich, Behandlungsempfehlungen zu geben, die zu allen Zeiten und in allen Krankheitsstadien richtig und verbindlich sind. Die Behandlung muss sich an die Art und die Ausprägung des Krankheitsbildes anpassen. Sie muss dem einzelnen kranken Menschen in seiner jeweiligen Sitaution gerecht werden. Sie muss auf die Krankheitssymptomatik abgestimmt sein und den Kranken helfen, ihr Leiden aktiv zu bewältigen oder zumindest mit ihm zu leben. Die Behandlung muss individuell sein. Es gibt keine einfachen Entscheidungen für oder gegen bestimmte Medikamente, für oder gegen Psychotherapie der einen oder der anderen Art, oder für oder gegen bestimmte milieu- oder soziotherapeutische Hilfen.

Schizophrenietherapie verlangt Erfahrung, Engagement, Geduld und Zuwendung von Seiten der Behandelnden. Zugleich stellt sie hohe Anforderungen an die Kranken selbst: Geduld und Ausdauer und die Bereitschaft zur Mitarbeit an der Behandlung ihrer Krankheit. Erfolgreiche Therapie der Schizophrenie verlangt auch, dass die Kranken ihre Erfahrungen mit ihrem Leiden in die Behandlung einbringen. Zusammenarbeit, Kooperation steht als Leitmotiv über der erfolgreichen Behandlung schizophrener Psychosen. Ob diese gelingt oder nicht, entscheidet neben der Krankheitssymptomatik, neben ihrer Ausprägung über Gelingen und Scheitern der Therapie, über psychosoziale Integration oder soziale Isolierung, über langfristige Krankheitsfolgen.

Gewiss, die Natur der Krankheit selbst, ihre Symptome und ihre unmittelbaren Auswirkungen sind Objekt der Behandlung. Sie stehen im Mittelpunkt klassischer medizinisch-ärztlicher Bemühungen. Gewiss, die Natur der Krankheit setzt der Therapie Grenzen. Aber die Krankheit ist immer Krankheit eines individuellen, eines einzigartigen Menschen, der von ihr befallen ist, der sie trägt, der sich mit ihr auseinander setzt, letztlich mit ihr lebt. Die Krankheit gewinnt ihre Besonderheit durch den Menschen, zu dessen Schicksal sie – und das Leben mit ihr – geworden ist.

Therapie hat auch mit der Haltung zu tun, mit der man dem kranken Menschen und seinem Leiden gegenübertritt. Ob man optimistisch ist oder pessimistisch, ob man resigniert ist oder kampfbereit, ob man einen langen Atem hat oder nicht – alles dies schafft jeweils unterschiedliche Voraussetzungen für die Chancen der Behandlung dieser bedrohlichen Krankheit und ihrer potenziell schwerwiegenden Folgen. Damit will ich nicht sagen, dass es opportun oder auch nur zulässig sei, den Ernst und die Schwere der Erkrankung zu bagatellisieren. Im Gegenteil, eine konstruktive Auseinandersetzung mit den Psychosen aus dem schizophrenen Formenkreis setzt voraus, dass man die Gefahr und die Risiken dieser Krankheit zur Kenntnis nimmt und sich ihnen stellt.

Die Schizophrenie ist keine Krankheit, die man gern hätte, wie ein Kritiker in der Besprechung meines Buches Schizophrenie »Die Krankheit verstehen« geschrieben hat. Nur, wenn man sie hat, wenn man aufgerufen ist, sich mit ihr auseinander zu setzen, hat man nicht die Wahl. Man tut möglicherweise gut daran, sich alsbald Rechenschaft darüber abzulegen, dass sie, auch wenn sie gut ausgeht, das eigene Leben verändern wird, dass sie es, was immer kommt, nachhaltig prägen wird. Dorthin zu gelangen, ist ein langwieriger Prozess, der selbst Bestandteil der Behandlung zu sein hat, als Aufgabe für die Kranken.

Die Behandelnden haben diese konstruktive Haltung mit in die Therapie einzubringen – von Anfang an und auf Dauer. Die Schizophrenie ist behandelbar. Wer den Kranken mit dem klassischen Bild von der Unheilbarkeit gegenübertritt, sollte die Finger von der Schizophrenietherapie lassen. Er sollte einen großen Bogen um die Schizophreniekranken machen, bis er sich eines Besseren belehrt hat. Solange wird er nicht imstande sein, die Ängste der Kranken und Angehörigen aufzufangen, die im Zeichen der Vorurteile leicht zur zweiten Krankheit geraten.

Richtiger und falscher Optimismus

Um es zu wiederholen: Es kann nicht darum gehen, falschen Optimismus zu verbreiten. Es geht um die Grundhaltung, um die Sichtweise. Es geht um die Frage – um auf ein geläufiges Bild zurückzugreifen – ob man ein Glas, das zur Hälfte mit Wasser gefüllt ist, als halb voll oder als halb leer betrachtet. Da wir es mit kranken, langfristig möglicherweise behinderten Menschen zu tun haben, geht es auch um die Frage der Bewertung von Leben in Krankheit und Behinderung und um Fragen des Umgangs mit beschädigter menschlicher Identität. Dessen sind sich Menschen, die beruflich mit Schizophreniekranken umgehen, allzu oft nicht bewusst. Und wenn das so ist, kann es leicht geschehen, dass sie das vorurteilsträchtige und verzerrte Bild der Öffentlichkeit von den psychisch Kranken unreflektiert in die Behandlungssituation mit einbringen, das sie ohne intensive Reflexion mit großer Wahrscheinlichkeit weitgehend teilen (Jorm u. a. 1999).

Ich erlebe es immer wieder, dass Kolleginnen oder Kollegen wenige Tage nach dem Beginn einer Behandlung mit einem abgeschlossenen Urteil zu mir kommen: »Finden Sie nicht auch, dass die Prognose ungünstig ist ... Finden Sie nicht auch, dass die Kranke ihre Berufsausbildung nicht fortsetzen kann ... Finden sie nicht auch, dass sie ihr Studium abbrechen sollte ... Finden Sie nicht auch, dass man den Eltern so früh wie möglich reinen Wein einschenken sollte, dass ihr Kind immer behindert bleiben wird« usf.

Ich bin überzeugt, dass man die Kranken und ihre Angehörigen frühzeitig – aber nicht zur Unzeit – über die Krankheit aufklären soll. Zu dieser Aufklärung gehört aber die Feststellung, dass die Psychosen aus dem schizophrenen Formenkreis Krankheiten sind, bei denen die Diagnose nicht über den Ausgang entscheiden. Bei Krankheitsbeginn kann niemand sagen, bei wem sie glimpflich verlaufen wird, und bei wem nicht. Für manche Soziologen ist diese feststehende Tatsache ein Grund daran zu zweifeln, dass es sich bei der Schizophrenie überhaupt um eine Krankheit im medizinischen Sinn handeln könne. Auf den Streit, ob es sich um eine psychosoziale Störung oder eine Krankheit handelt, will ich nicht eingehen. Wichtig ist, dass man sich nicht davor versteckt, dass man sich konfrontiert, dass man sich auseinander setzt, dass man etwas tut; und das ist allen Unkenrufen zum Trotz möglich.

Wider das Verzagen: Die Angehörigen

Was für die Therapeuten gilt, trifft auch für die Angehörigen zu. Auch bei ihnen muss die erste Intervention der Überwindung von Angst und Verzagtheit gelten. Dazu gehört eine umfassende Aufklärung über die Art der Krankheit, über den Verlauf, die Möglichkeiten der Behandlung, über den Stand des medizinischen Wissens und über die Auswirkungen der Stigmatisierung psychischer Störungen auf sie selbst, ihre Umgebung und ihr krankes Familienmitglied.

Oft reicht das ärztliche Gespräch dazu nicht aus. Zum einen brauchen die Angehörigen Zeit, sich in ihr Schicksal zu finden. Zum anderen brauchen sie jenseits der medizinischen Aufklärung Informationen, die ihnen die Ärzte nicht geben können, über die »andere Seite der Schizophrenie« (KATSCHNIG 1977, 2001), über das Verhalten Schizophreniekranker zu Hause und über den Umgang damit. Dabei erweist sich für diejenigen, die lesen, jene Literatur als hilfreich, die sich speziell an Angehörige von Schizophreniekranken wendet oder die sie mit in ihren potenziellen Leserkreis einbezieht.

Hilfreich kann auch das sein, was man heute Psychoedukation oder -information nennt: Die systematische Vermittlung von Informationen über die Krankheit an Angehörige und Kranke mit dem Ziel, ihnen zu helfen, die Krankheit zu verstehen und Ansatzpunkte zu erkennen, konstruktiv mit ihr umzugehen. Hilfreich sind Angehörigenvereinigungen und Angehörigenselbsthilfegruppen, die aus der eigenen Betroffenheit und den Erfahrungen damit Ähnliches leisten und zugleich Wege aus der Isolierung weisen.

Mit einem Schizophreniekranken in der Familie zu leben, ist keine leichte Sache. Das muss man lernen. Man muss es nicht nur mit dem Kopf lernen, sondern auch emotional verkraften. Man muss begreifen und sich damit abfinden, dass das eigene Kind – darum geht es ja meist – mit einiger Wahrscheinlichkeit ein anderes Leben führen wird, als man erwartet und erhofft hat. Es nützt den Kranken nichts, wenn die Angehörigen ihrer eigenen Verzweiflung über die Mitbetroffenheit ihren Lauf lassen, wenn sie sich Vorwürfe machen, sei es über die Erziehung, sei es über irgendwelche Spannungen, die zwischen ihnen und dem Kranken bestehen oder bestanden haben. Das Ziel ist es, ein gewisses Maß an Gelassenheit, zumindest aber Gefasstheit zu erreichen, das es möglich macht, die Kranken in schwierigen Situationen zu stützen und zu führen, sie dazu zu bewegen, Hilfe anzunehmen und mit ihren Therapeuten zusammenzuarbeiten. Auch dies ist oft keine leichte Sache. Aber es ist bei weniger günstigem Spontanverlauf Grundvoraussetzung für die erfolgreiche Auseinandersetzung mit der Krankheit.

Über Behandlung verhandeln

Dass Therapeuten nicht vor der Krankheit verzagen sollen, die zu behandeln ihre Aufgabe ist, gehört zu den Banalitäten des ärztlichen Handwerks. Dass Angehörige ihrer Rolle als Unterstützer und Helfer besser gerecht werden können, wenn sie selbst emotional stabil sind, versteht sich von selbst. Dass es auch gilt, die Kranken selbst für die Mitarbeit an der Therapie zu gewinnen, ist nicht so selbstverständlich. Das ist eine Erkenntnis der letzten Jahre.

Früher ist die Patientenrolle in der Psychiatrie wie auch in der Allgemeinmedizin eher als eine passive begriffen worden. Der Gedanke, dass die Kranken selbst mitwirken können, hat sich zunächst in der Psychotherapie und in der Rehabilitationsmedizin ausgebreitet. Inzwischen sollte allen Beteiligten klar sein, dass es bei der Gefahr eines langzeitigen Krankheitsverlaufes unabdingbar ist, dass Therapeuten und Kranke miteinander kooperieren, dass sie den besten gangbaren Weg suchen, dass Therapeuten und Kranke gemeinsam nach den Ressourcen an gesunden Kräften und an Verletzlichkeiten und Unzulänglichkeiten fahnden, um die bestmögliche und tragfähigste Form der Behandung auszuloten.

Es kann heutzutage nicht mehr angehen, dass Therapeuten sich auf die Vorstellung von der fehlenden Krankheitseinsicht bei Schizophreniekranken zurückziehen. Es mag schon sein, dass viele Kranke Schwierigkeiten haben zu begreifen, dass das, was mit ihnen geschieht, was sich in ihnen abspielt, aus der Sicht der Medizin Krankheit ist und dass man ihnen mit medizinischen Mitteln helfen kann. Es ist Aufgabe der Therapeutinnen und Therapeuten, ihnen das zu verdolmetschen und die fehlende Krankheitseinsicht nicht als unveränderbares Symptom eigener Art stehen zu lassen. Manchmal bedarf es vieler Anläufe, um das zu erreichen.

Zu den Voraussetzungen einer erfolgreichen Schizophreniebehandlung gehört es auch, dass alle Beteiligten, Therapeuten, Angehörige und Kranke, sich klar werden, dass sie es mit einer Krankheit zu tun haben, die in den Augen der Öffentlichkeit nicht ist wie jede andere. Vorurteile, Diffamierung und Schuldzuweisung sind oft so gewichtig, dass sie für die Kranken wie für ihre Angehörigen zur zweiten Krankheit werden. Hinweise und Nachdenken, wie damit umzugehen ist, gehören unabdingbar zur Schizophreniebehandlung.

Kann man eine Krankheit behandeln, deren Ursache man nicht kennt?

Viel von der Resignation gegenüber der Krankheit Schizophrenie und ein beträchtlicher Teil des Mythos' von der Unheilbarkeit hängen damit zusammen, dass wir die Ursache der Schizophrenie nicht kennen. Das Bedürfnis der Menschen nach Erklärungen ist unerschöpflich. Es wäre vermutlich hilfreich, wenn wir wüssten, auf welche Weise die Schizophrenie entsteht. Aber es wäre um die gesamte Medizin schlecht bestellt, wenn sie sich auf die Behandlung von Krankheiten beschränken müsste, deren Ursachen bekannt sind. Außer den Infektionskrankheiten sind es nur wenige andere Leiden, deren Ursachen man wirklich von Grund auf kennt. Über die meisten anderen ist das Wissen begrenzt. Aber dieses begrenzte Wissen genügt, um in das Gefüge der Krankheit einzugreifen, ihren Verlauf zu beeinflussen, die Selbstheilungskräfte des menschlichen Körpers zu stärken und günstigenfalls eine Heilung zu erreichen.

So ist das bei den Herzkreislauferkrankungen, beim Krebs, bei Magen- und Darmkrankheiten, beim Diabetes, der Hochdruckkrankheit und vielen anderen mehr. So ist das auch bei den meisten psychischen Störungen. Wir wissen nicht nichts. Wir wissen im Gegenteil eine ganze Menge über die besondere Verletzlichkeit einiger Menschen, über die Rolle der Disposition (manche reden von »Vererbung«); und wir wissen inzwischen auch einiges über die Biochemie der Botenstoffe zwischen den Nervenzellen in bestimmten Hirnregionen. Alles das zusammen ist genug, um mit Medikamenten, mit Psychotherapie, mit sozialer Unterstützung und mit Training in den »natürlichen« Verlauf der Krankheit einzugreifen.

Manfred Bleuler, einer der großen Schizophrenieforscher der Gegenwart, geht in seiner wissenschaftlichen Lebensbilanz sogar noch weiter. Er schreibt:

> »Unsere Therapie wird oft als symptomatisch beurteilt, und viele glauben, dass sie durch eine ›echte‹ kausale Therapie ersetzt werden wird, sobald die Ursachen der Psychose entdeckt ist. Ich bin überzeugt, dass wir schon heute viel

über die Ursache der Krankheit wissen. Dieses Wissen erlaubt es uns, unsere Therapie im Hinblick auf die Genese der Psychose als angemessen, kausal und sehr wichtig anzusehen. Wir meinen, diese Therapie verdient es, weiterentwickelt und mit einem Gefühl der Überzeugung angewendet zu werden.« (1982)

Methoden der Schizophreniebehandlung

Die Schizophrenietherapie stützt sich heute auf drei zentrale Säulen, die Medikamentenbehandlung, die Psychotherapie und Verfahren der sozialen Behandlung, die gemeinhin Milieu- oder Soziotherapie genannt werden. Dahinter verbergen sich vielfältige Maßnahmen sozialer Unterstützung, Rehabilitation, Trainingsverfahren, Selbsthilfe, Arbeits- und Beschäftigungstherapie, Hilfe bei der Gestaltung freier Zeit zur Teilhabe am gesellschaftlichen Leben und vieles andere mehr.

Die Psychotherapie wird gemeinhin an erster Stelle genannt. Im Alltag spielt sie leider nicht die Rolle, die ihr zukommt. Im psychiatrischen Alltag hat vielmehr die Medikamentenbehandlung den ersten Platz. Viele Therapeuten räumen das wegen des zweifelhaften Rufs der Psychopharmaka nur ungern ein. Aber zum einen ist dieser schlechte Ruf nur teilweise verdient. Zum anderen haben die Medikamente vor allem in der Akutbehandlung ihren zentralen Platz. In der akuten Psychose sind sie es, die die Kranken von ihrer Angst entlasten, von ihrer Furcht, beeinträchtigt, verfolgt oder vergiftet zu werden. Sie helfen ihnen, das Durcheinander ihrer Gedanken wieder zu ordnen und die Kontrolle über die eigenen Gefühle zurückzugewinnen. Sie tragen günstigenfalls dazu bei, ihnen ein Stück innerer Ruhe zu vermitteln, die sie in dieser Situation dringend brauchen.

Gewiss, Psychopharmaka sind nicht ohne Nebenwirkungen. Aber auch hier gilt der Grundsatz der gesamten Medizin: Wirksame Medikamente haben Nebenwirkungen. Die entscheidende Frage ist jene nach dem Risiko und dem Nutzen der Behandlung. Die Antwort fällt bei der akuten Psychose zugunsten der Behandlung mit Neuroleptika aus. Ausnahmen mag es bei kurzen Episoden geben, die auch von allein abklingen würden. Ansonsten ist die Medikamentenbehandlung bei der akuten Psychose das einfachste, wirksamste, schnellste und schonendste Verfahren, den Kranken zu helfen.

Psychotherapie hat in der akuten Phase der Erkrankung den Charakter einer begleitenden Therapie. Psychotherapie ist in dieser Phase vor allem Unterstützung, Führung, Ermutigung. Mit Abklingen der akuten Krankheitsepisode nimmt sie mehr Platz ein. Im Rahmen der Wiederherstellung kann dann die Medikamentenbehandlung zur unterstützenden, die Psychotherapie zur führenden Behandlung werden. In dieser Phase hilft sie den Kranken bei der Bewältigung des Krankheitserlebens, der Krankheitserfahrung und der Krankheitsfolgen. Sie hilft ihnen, ihre Lebenssituation zu klären, ihre Persönlichkeit und ihre Gefühlswelt auf dem Hintergrund der psychotischen Erkrankung zu entwickeln. Sie hilft ihnen auch, ihre individuelle Verletzlichkeit zu erkunden und nach Wegen zu suchen, mit ihr umzugehen und Krankheitsrückfällen vorzubeugen. Alles dies macht die medikamentöse Unterstützung nicht überflüssig. Die langzeitige Medikamentenbehandlung kann im Gegenteil eine wirksame Grundlage der Rückfallprophylaxe sein und ist dies in sehr vielen Fällen auch tatsächlich.

Soziotherapie ist nicht so eindeutig abzugrenzen und einzuordnen wie Medikamentenbehandlung und Psychotherapie. Ein bewusst gestaltetes therapeutisches Milieu ist in allen Krankheitsphasen sinn- und hilfreich. Ergotherapie, Musiktherapie, künstlerische Gestaltung und andere kreative und aktivierende Betätigungen aller Art gehören vor allem im Krankenhaus zum Standard psychiatrischer Therapie. Im therapeutischen Alltag gewinnen sehr viel banalere Aspekte zentrale Bedeutung: Die Strukturierung der Zeit, Betätigung oder Arbeit, die eigene Wohnung und die Teilhabe am gesellschaftlichen Leben. Sie entscheiden neben der Krankheitssymptomatik, der Bereitschaft oder dem Vermögen der Kranken, an der Behandlung mitzuwirken, neben Medikamenten und Psychotherapie über den langfristigen Verlauf und den Ausgang der Psychose.

Damit ist das Feld abgesteckt. Darüber hinaus braucht es vor allem Beharrlichkeit und Geduld – und viel Zeit.

2 Die Diagnose als Grundlage der Therapie

»Vor die Therapie haben die Götter die Diagnose gestellt.«

(alte Medizinerweisheit; zu wenig beachtet)

Voraussetzung einer erfolgreichen Therapie ist die richtige Diagnose. Das festzustellen, ist eine Banalität. Aber aus dem psychiatrischen Alltag wissen wir, dass die Diagnose einer Psychose aus dem schizophrenen Formenkreis trotz erkennbarer Symptome oft spät, allzu oft gar nicht gestellt wird. Gelegentlich tritt sie hinter Symptomen anderer gleichzeitig bestehender Störungen zurück. Dazu gehören Alkohol- und Drogenabhängigkeit. Gar nicht selten ist es bei Jugendlichen der Cannabismissbrauch, der als Erklärung für die wahrgenommenen psychotischen Symptome herhalten muss, während er in Wirklichkeit allenfalls auslösende Funktion hat, meist aber bereits Ausdruck eines untauglichen Selbstbehandlungsversuches ist.

Immer wieder neigen Therapeutinnen und Therapeuten dazu, Symptome schizophrener Psychosen auszublenden oder soweit zu bagatellisieren, dass andere Diagnosen gestellt werden, die weniger gravierend erscheinen: Pubertäts- und Adoleszentenkrisen, abnorme Erlebnisreaktionen, Anpassungsstörungen, oder, zunehmend beliebt, Persönlichkeitsstörungen vom Borderline-Typ. Nicht selten sind es Gegenübertragungsreaktionen, die die Behandelnden angesichts ihres eigenen Schreckens vor der Krankheit daran hindern, den Kranken, die sich ihnen anvertrauen, durch eine richtige und rechtzeitige Diagnosestellung gerecht zu werden.

Niemand würde auf den Gedanken kommen, er täte seinen Patienten einen Gefallen, wenn er ein leukämisches Blutbild zu einer »grenzwertigen Leukozytose« herunterdiskutierte. Niemand würde sich in einem solchen Fall befriedigt zurücklehnen, um festzustellen, die Kriterien für das Vorliegen einer Leukämie seien nicht erfüllt. Er würde vielmehr nicht ruhen und so lange aufmerksam beobachten und nachuntersuchen, bis eine solche Krankheit definitiv ausgeschlossen ist.

Genau dies geschieht in der Psychiatrie immer wieder. Die ICD- oder die DSM-Kriterien für eine schizophrene Psychose seien nicht erfüllt, die für eine Anpassungsstörung oder ein Borderline-Syndrom ließen sich nachweisen. Also liege keine schizophrene Psychose vor. Die neuen Klassifikationssysteme kommen solchen Bedürfnissen entgegen. Sie begünstigen die Diagnosestellung auf der Grundlage eines psychopathologischen Querschnitts, auf der Grundlage der Symptome, die zum Untersuchungszeitpunkt erhoben werden. Die Beachtung der biografischen Entwicklung, die wohlgemerkt von diesen Klassifikationssystemen auch gefordert wird, tritt allzu leicht in den Hintergrund. Die Veränderung des Erlebens und Verhaltens, der klassische »Knick in der Lebenslinie«, soziales Rückzugsverhalten und veränderte Reaktionen auf die Umgebung werden allzu häufig nicht ausreichend wahrgenommen oder gewürdigt.

Diagnosekriterien

Die Kriterien für die Diagnose einer Psychose aus dem schizophrenen Formenkreis haben sich in den letzten Jahrzehnten gewandelt. Das hängt auch mit veränderten Sichtweisen von der Krankheit zusammen. Entscheidend aber ist, dass in den sechziger Jahren immer deutlicher wurde, dass in den Vereinigten Staaten und Europa unterschiedlich diagnostiziert wurde. Das hat sich u. a. darin niedergeschlagen, dass die Schizophreniediagnose in den USA doppelt so häufig gestellt wurde wie bei uns. Daraus erwuchsen zwei große Projekte zur Verbesserung der Klassifikation psychischer Störungen und zur Sicherung ihrer Vergleichbarkeit: Die Internationale Klassifikation der Diagnosen (ICD der Weltgesundheitsorganisation) und das diagnostisch-statistische Manual (DSM) der American Psychiatric Association.

Gültig sind heute (2001) die vierte Fassung des DSM – das DSM-IV – und die zehnte Fassung der WHO-Klassifikation, die ICD 10. Es ist wichtig, dass wir uns bewusst sind, dass beide Klassifikationssysteme Expertenübereinkünfte sind. Es handelt sich nicht um Naturgesetze, sondern um annähernde Beschreibungen, die dem derzeitigen Stand des Wissens entsprechen sollen. Beide Systeme stellen den Anspruch, »atheoretisch« zu sein. Sie sind bewusst deskriptiv, also beschreibend. Sie beziehen sich bewusst nicht auf die gegenwärtigen Vorstellungen von der Entstehung oder den Ursachen der psychischen Krankheiten. Zugleich haben sie den Begriff der

Krankheit zugunsten jener der »Störung« verlassen. Beides wird von der derzeit herrschenden Fachmeinung als Vorteil gewertet. Das ist aber zugleich ihr Dilemma. Denn überall, wo Theorielosigkeit offiziell gefordert wird, besteht die Gefahr, dass eine Vielfalt von privaten Theorien Platz greift, weil es im Alltag nicht möglich ist, Krankheiten zu behandeln, ohne dass man ein Konzept von ihnen hat; und Konzepte ohne zugrunde liegende Theorien gibt es nicht.

Ein weiteres Merkmal der modernen Klassifikationssysteme ist es, dass die Diagnosen aufgrund eines Kriterienkataloges erstellt werden, in dem bestimmte Gruppen von Symptomen vorgegeben sind. Die Diagnosestellung erfolgt durch Aufsummierung der bei den Kranken festgestellten Symptome. Im DSM-IV heißt es beispielsweise:

> »Mindestens zwei der Folgenden, jedes bestehend für einen erheblichen Teil einer Zeitspanne von einem Monat (oder weniger, falls erfolgreich behandelt): 1. Wahn; 2. Halluzinationen; 3. Desorganisierte Sprechweise; 4. Grob desorganisiertes oder katatones Verhalten; 5. Negative Symptome.«

Hinzugefügt wird, dass nur eines dieser Kriterien erforderlich ist,

> »wenn der Wahn bizarr ist oder wenn die Halluzinationen aus einer Stimme bestehen, die einen fortlaufenden Kommentar ... abgibt oder wenn zwei oder mehrere Stimmen sich miteinander unterhalten« (DMS IV 1996).

Weitere Kriterien sind berufliche und soziale Leistungseinbußen, eine Dauer des Störungsbildes über mindestens sechs Monate sowie der Ausschluss von schizoaffektiver oder affektiver Störung, von Substanzeinflüssen oder medizinischen Krankheitsfaktoren.

Bei der ICD 10 ist es möglich, die Diagnose durch Feststellung eines von vier (G 1. 1.) oder zwei von vier weiteren (G 1. 2.) zu stellen. Da diese Klassifikation im mitteleuropäischen Raum am häufigsten verwendet wird, seien deren diagnostische Kriterien im Folgenden wiedergegeben. Vorausgeschickt sei, dass die ICD 10 alle medizinischen Krankheiten klassifiziert. Die psychischen Störungen werden im 6. Kapitel unter dem Buchstaben F geführt.

!

DIAGNOSTISCHE KRITERIEN

F 20.0 – F 20.3 Allgemeine Kriterien für die paranoide, die hebephrene, die katatone und die undifferenzierte Schizoprenie:

G1. Während der meisten Zeit innerhalb eines Zeitraumes von mindestens einem Monat (oder während einiger Zeit an den meisten Tagen) sollte eine psychotische Episode mit entweder mindestens einem der unter 1. aufgezählten Syndrome, Symptome und Anzeichen oder mit mindestens zwei der unter 2. aufgezählten Symptome und Anzeichen bestehen.

1. Mindestens eines der folgenden Merkmale:

a) Gedankenlautwerden, Gedankeneingebung, Gedankenentzug oder Gedankenausbreitung;

b) Kontrollwahn, Beeinflussungswahn, Gefühl des Gemachten, deutlich bezogen auf Körper- oder Gliederbewegungen oder bestimmte Gedanken, Tätigkeiten oder Empfindungen, Wahnwahrnehmungen;

c) kommentierende oder dialogische Stimmen, die über die Patienten reden oder andere Stimmen, die aus bestimmten Körperteilen kommen;

d) anhaltender kulturell unangemessener, bizarrer Wahn, wie der, das Wetter kontrollieren zu können oder mit Außerirdischen in Verbindung zu stehen.

2. Oder mindestens zwei der folgenden Merkmale:

a) Anhaltende Halluzinationen jeder Sinnesmodalität, täglich während mindestens eines Monats, begleitet von flüchtigen oder undeutlich ausgebildeten Wahngedanken ohne deutliche affektive Beteiligung oder begleitet von lang anhaltenden überwertigen Ideen;

b) Neologismen, Gedankenabreißen oder Einschiebungen in den Gedankenfluss, was zu Zerfahrenheit oder Danebenreden führt;

c) katatone Symptome wie Erregung, Haltungsstereotypien oder wächserne Biegsamkeit (Flexibilitas cerea), Negativismus, Mutismus und Stupor;

d) »negative« Symptome wie auffällige Apathie, Sprachverarmung, verflachte oder inadäquate Affekte. (Es muss sichergestellt sein, dass diese Symptome nicht durch eine Depression oder eine neuroleptische Medikation verursacht werden.)

G2. Ausschlussklausel:

1. Wenn die Patienten ebenfalls die Kriterien für eine manische Episode (F30) oder eine depressive Episode (F32) erfüllen, müssen die oben unter G1.1. und G1.2. aufgelisteten Kriterien vor der affektiven Störung aufgetreten sein.
2. Die Störung kann nicht einer organischen Gehirnerkrankung (im Sinne von F00-F09) oder einer Alkohol- oder Substanzintoxikation (F1x0), einem Abhängigkeitssyndrom (F1x2) oder einem Entzugssyndrom (F1x3, F1x4) zugeordnet werden.

Kommentar: Bei dem Nachweis der abnormen subjektiven Erfahrungen und Verhaltensweisen sollten falsche positive Beurteilungen sorgfältig vermieden werden, vor allem wenn kulturell oder durch Subkulturen beeinflusste Ausdrucks- und Verhaltenweisen bzw. eine verminderte Intelligenz eine Rolle spielen.

Verlaufsbilder

Im Hinblick auf die große Variationsbreite des Verlaufs einer schizophrenen Störung ist es vor allem für die Forschung wünschenswert, den Verlauf mit der fünften Stelle zu differenzieren. Der Verlauf sollte nur nach einem Beobachtungszeitraum von mindestens einem Jahr kodiert werden (bei Remission siehe Anmerkung 5. in den Anwendungshinweisen).

F20x0 kontinuierlich (keine Symptomremission im Beobachtungszeitraum)

F20x1 episodisch, mit zunehmendem Residuum (mit zunehmender Entwicklung »negativer« Symptome in den Intervallen zwischen den psychotischen Episoden)

F20x2 episodisch, mit stabilem Residuum (mit anhaltenden, aber nicht zunehmenden »negativen« Symptomen in den Intervallen zwischen den psychotischen Episoden)

F20x3 episodisch, remittierend (mit vollständiger oder praktisch vollständiger Remission zwischen den psychotischen Episoden)

F20x4 unvollständige Remission

F20x5 vollständige Remisson

F20x8 sonstiger Verlauf

F20x9 Verlauf unsicher, Beobachtungszeitraum weniger als ein Jahr.

(ICD-10)

Im Zeitalter der Operationalisierung und Digitalisierung komplexer Sachverhalte besticht der Weg, den die modernen Klassifikationen gegangen sind – zumindest auf den ersten Blick. Bei weiterem Nachdenken stellen sich Zweifel ein. Der zentrale Einwand betrifft die Vielfalt der schizophrenen Psychosen. Die Überlegungen, die Eugen BLEULER bewegt haben, 1911 von der »Gruppe der Schizophrenien« zu sprechen, sind keinesfalls überholt. Nach wie vor ist unklar, ob wir es bei dieser Psychosengruppe mit einer einheitlichen Krankheit bzw. Störung zu tun haben. Wenn dies so ist, könnte es sein, dass sich diese Gruppe derzeit der Operationalisierung entzieht.

Ein zweiter Einwand betrifft den Zeitpunkt der Erhebung der Symptome während des Krankheitsverlaufes durch den untersuchenden Therapeuten oder die Therapeutin. Insbesondere wenn eine Neuroleptika-Behandlung bereits begonnen worden ist – aber auch ohne Medikamenteneinwirkung – kann es sein, dass die Symptome eine Woche davor ganz ausgeprägt gewesen sind und dass sie sich eine Woche danach noch einmal stark verändern. Insbesondere unter Medikamenteneinwirkung erfüllt die festgestellte Symptomatik dann gar nicht selten auch die Kriterien anderer Diagnosen, insbesondere solcher aus dem Bereich der Persönlichkeitsstörungen. Dann aber besteht die Gefahr einer folgenschweren Fehldiagnose. In unserer Klinik haben wir im Rahmen einer Nachuntersuchung festgestellt, dass mehr als ein Viertel der Kranken, die bei der Erstaufnahme eine »Borderline-Diagnose« erhielten, bei späteren Wiederaufnahmen als schizophren diagnostiziert wurden.

Tatsächlich dienen die neuen Klassifikationssysteme auch nicht in erster Linie der Diagnostik. Wie Kurt HEINRICH (2000) vor kurzem hervorgehoben hat, sind »Klassifikationen keine Diagnosen« – ich füge hinzu, sind Diagnosen keine Krankheiten und Krankheiten keine Störungen. HEINRICH schreibt:

> »Wichtig ist die Feststellung, dass Klassifikation nicht das Gleiche wie die Diagnostik ist. Letztere geht vom einzelnen Patienten aus, arbeitet ideographisch und pluridimensional. Klassifikation ist bewusst reduktionistisch und dient statistischen und wissenschaftlichen Zwecken.«

In diesem Zusammenhang ist ein ›Warnhinweis‹ von besonderer Bedeutung, der dem DSM-IV unter der Überschrift »zum Gebrauch des Manuals« vorangestellt ist:

»Die spezifischen diagnostischen Kriterien für jede psychische Störung werden als Richtlinien zur Erstellung von Diagnosen angeboten. Es hat sich gezeigt, dass der Gebrauch solcher Kriterien die Verständigung (Übereinstimmung) zwischen Klinikern und Forschern verbessert. Die richtige Anwendung dieser Kriterien erfordert ein spezifisches klinisches Training zur Vermittlung von Wissen und klinischen Fertigkeiten.«

Ähnliche Warnungen finden sich in der ICD 10. In einfacheren Worten heißt dies nichts anderes als: Anfänger sollten die Finger davon lassen. Das gilt umso mehr, als es bei der Diagnosestellung für unsere Zwecke eben nicht um die Verständigung zwischen Klinikern und Forschern geht, sondern um die Schaffung der Voraussetzungen für die Therapie jener Kranker, mit denen wir es jeweils hier und jetzt zu tun haben.

Damit kommen wir zu einem weiteren Einwand gegen die klinische Anwendung der Klassifikationssysteme. Sie sind extrem reduktionistisch. Sie reduzieren die 340 Symptome, die etwa im englischen Present State Examination aufgeführt sind, auf weniger als ein Dutzend. Damit sind Fehldiagnosen Tür und Tor geöffnet. Da die Klassifikationssysteme der Verständigung zwischen Klinik und Forschung dienen sollen, schlagen diese sich in bestimmter Weise nieder: Eine größere Zahl von Kranken wird aufgrund des Kriterienkatalogs nicht erfasst. Sie erfüllen die Kriterien nicht, obwohl bei ihnen eine Psychose aus dem schizophrenen Formenkreis vorliegt.

Reduktionistische Systeme haben die Eigenschaft, dass sie entweder falsch positive oder falsch negative Diagnosen begünstigen. Im Interesse der Forschung ist es wichtig, dass möglichst wenig falsch positive Diagnosen gestellt werden. Aus klinischer Sicht ist dies aber fatal, weil viele Kranke wegen Nichterfüllung der Kriterien nicht – oder nicht rechtzeitig – die Behandlung erfahren, die sie benötigen. Für eine klinisch zuverlässige Schizophreniediagnostik muss deswegen auf klassische Lehrbücher zurückgegriffen werden, die die ganze Vielfalt der potenziellen Schizophreniesymptome beschreiben und zueinander in Beziehung setzen. Nach wie vor ist dafür etwa das BLEULERsche System der Unterscheidung zwischen Grundsymptomen (Störungen des Denkens, der Gefühle und Ich-Störungen) und akzessorischen Symptomen gut geeignet, das ich in den Mittelpunkt des Diagnostikkapitels meines Buches »Schizophrenie – Die Krankheit verstehen« gestellt habe, oder etwa das System Kurt SCHNEIDERS, dem andere Diagnostiker den Vorzug geben.

Dieser Mangel wird leider nur teilweise durch die Erfassung der so genannten Prodromalsymptome ausgeglichen, denen die ICD 10 immerhin einen wichtigen Platz einräumt. Prodromalsymptome sind unspezifische Krankheitssymptome, die dem Ausbruch der akuten Erkrankung manchmal über Jahre vorausgehen.

Prodromalsymptome

Die ICD 10 hebt jene unspezifischen Symptome besonders hervor, die dem Ausbruch der akuten schizophrenen Psychosen häufig über Jahre vorausgehen. Sie sind für die Diagnose von besonderer Bedeutung, wenn die manifesten Krankheitssymptome, insbesondere die so genannten Prodromal-Symptome nach DSM-IV uneindeutig oder nur schwach ausgeprägt sind.

»Besonders bei jungen Menschen tritt vor den typischen schizophrenen Symptomen eine Wochen oder Monate dauernde Prodromalphase mit unspezifischen Symptomen auf. Dabei kommen sozialer Rückzug, Fernbleiben von der Arbeit, Reizbarkeit, Überempfindlichkeit und Interessensverlust vor. Diese Symptome sind weder pathognomonisch für eine bestimmte Störung noch sind sie für die betroffene Person im gesunden Zustand typisch. Oft sind sie genauso belastend für die Familie und beeinträchtigend für den Patientn wie die später auftretenden eindeutigen Krankheitssymtpome, wie Wahngedanken und Halluzinationen. Retrospektiv betrachtet, machen diese Prodromalstadien einen wesentlichen Teil der gesamten Krankheitsentwicklung aus. Es gibt nur wenig Informationen darüber, ob bei anderen psychiatrischen Störungen ähnliche Prodromi vorkommen oder ob ähnliche Zustandsbilder auch zeitweise bei Personen auftreten und wieder zurückgehen, die niemals eine diagnostizierbare psychiatrische Störung entwickeln.

Falls ein Prodrom als typisch und spezifisch für eine Schizophrenie angesehen und zuverlässig beschrieben werden kann und es sich von einem Vorstadium anderer psychiatrischer Störungen oder von einem nichtkranken Zustand eindeutig unterscheidet, kann es gerechtfertigt sein, so ein Prodrom zu den operationalen Kriterien für die Schizophrenie zu zählen. Die zum jetzigen Zeitpunkt vorliegenden Informationen rechtfertigen allerdings nicht, ein Prodromalstadium als Kriterium für die Diagnose anzusehen. Außerdem ist die Unterscheidung solcher Prodromalsyndrome von schizoiden und paranoiden Persönlichkeitsstörungen noch ungeklärt.«

!

»Prodromal- oder Residualsymptome:

1. ausgeprägte soziale Isolierung oder Zurückgezogenheit;
2. ausgeprägte Beeinträchtigung der Rollenerfüllung im Beruf, in der Ausbildung oder im Haushalt;
3. ausgeprägt absonderliches Verhalten (z. B. das Sammeln von Abfällen, Selbstgespräche in der Öffentlichkeit oder Horten von Lebensmitteln);
4. ausgeprägte Beeinträchtigung bzw. Vernachlässigung der persönlichen Hygiene und Körperpflege:
5. abgestumpfter, verflachter oder inadäquater Affekt;
6. abschweifende, vage, verstiegene, umständliche Sprache oder Verarmung der Sprache oder des Sprachinhalts;
7. eigentümliche Vorstellungen oder magisches Denken, die das Verhalten beeinflussen und nicht mit kulturellen Normen übereinstimmen, z. B.: Aberglaube, Hellseherei, Telepathie, »sechster Sinn«, »andere können meine Gefühle spüren«, überwertige Ideen, Beziehungsideen;
8. ungewöhnliche Wahrnehmungserlebnisse, z. B. wiederholte Illusionen, die Anwesenheit einer in der Realität nicht vorhandenen Kraft oder Person zu spüren (leibhaftige Bewusstheit);
9. erheblicher Mangel an Initiative, an Interesse oder Energie.« (ICD 10)

Ähnliche Symptome können nach Abklingen der akuten Psychose bestehen bleiben. Sie werden dann Restsymptome oder Residualsymptome genannt. Sie gehören überwiegend in den großen Kreis der schwer beeinflussbaren Negativsymptome.

Wenn sich Prodromalsymptome nach abgeklungener Psychose wieder einstellen, sind sie oft Vorboten eines Rückfalls.

Die Differenzialdiagnose von Psychosen aus dem schizophrenen Formenkreis ist eine komplexe Angelegenheit. Das hat auch damit zu tun, dass die Diagnosekriterien der neuen Klassifikationssysteme verhältnismäßig eng gefasst werden. Das hat die Konsequenz, dass sie in diesen Systemen durch ein breites Spektrum »anderer psychotischer Störungen« ergänzt werden. Im DSM-IV sind das die »schizophreniforme Störung«, die »schizoaffektive Störung«, die »wahnhafte Störung«, die »kurze psychotische Störung« und die

»gemeinsame psychotische Störung« (Folie à deux). In der ICD 10 sind es die im zweiten Kapitel F2 zusammengefassten »schizotypen Störungen«, »anhaltende wahnhafte Störungen«, »akute vorübergehende psychotische Störungen«, »induzierte wahnhafte Störungen« und »schizoaffektive Störungen«. Alle diese Erkrankungen gehören zusammen. Die Abgrenzung zu ihnen ist teilweise recht künstlich. Auch die Behandlung folgt den gleichen Grundregeln wie die Behandlung der Psychosen aus dem schizophrenen Formenkreis. Ein Entscheidungsbaum, wie er für das DSM-IV entwickelt worden ist, erleichtert die Differenzialdiagnose.

Allerdings hilft dieser Entscheidungsbaum nur wenig bei der Abgrenzung zu Persönlichkeitsstörungen, insbesondere gegenüber solchen vom Borderline-Typ. Dabei kommt es häufig zu einer Fehlbeurteilung von psychotischen Symptomen als so genannten »Minipsychosen« im Rahmen des Borderline-Syndroms. Hier ist größte Zurückhaltung angebracht. Wenn solche psychotischen Einbrüche bei einer Persönlichkeitsstörung bestehen, ist das Vorliegen einer Psychose aus dem schizophrenen Formenkreis zwingend auszuschließen.

Differenzialdiagnose für Psychotische Störungen (DSM-IV)

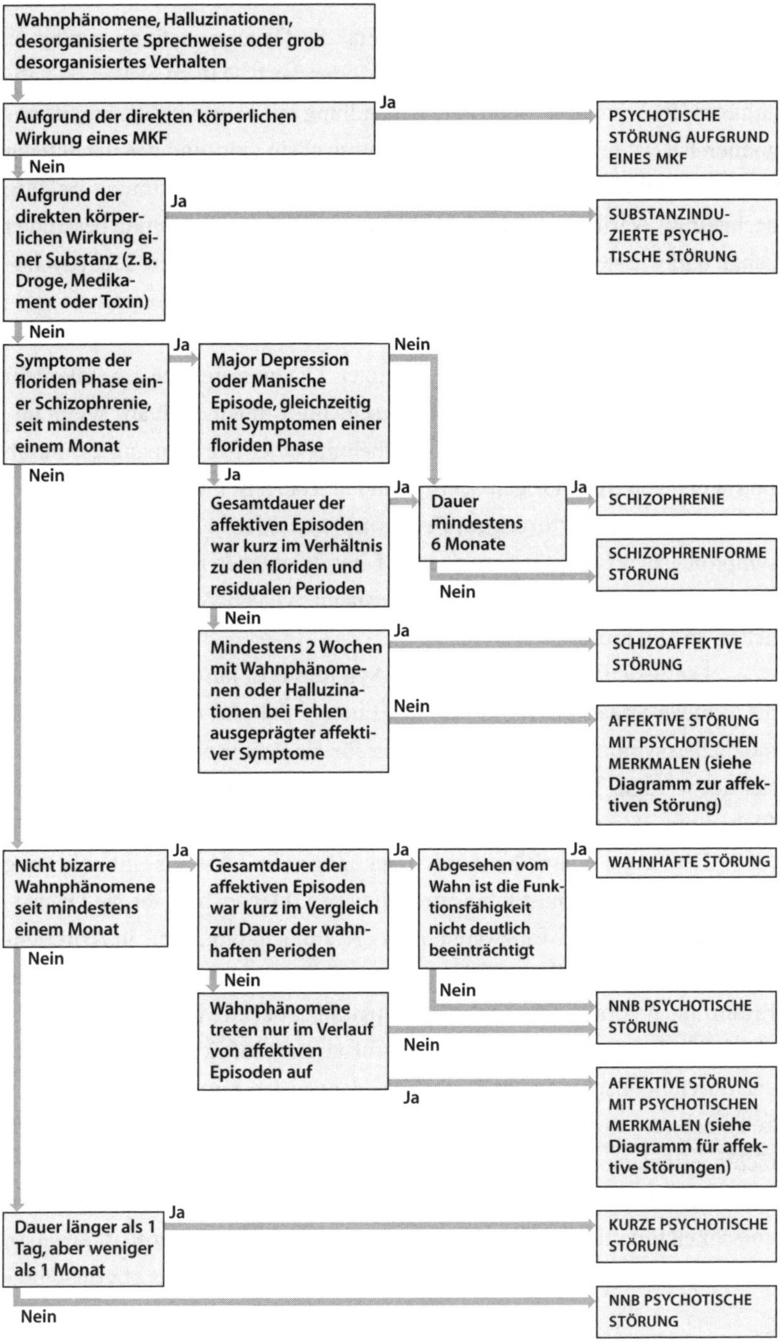

Schlussbemerkungen

Um es noch einmal zu wiederholen: Für die Diagnosestellung genügt es nicht, den Kriterienkatalog des DSM-IV oder der ICD 10 zu prüfen und abzuhaken. Insbesondere wenn eine Behandlung mit Neuroleptika bereits begonnen hat, ist es unzulässig, eine Diagnose allein aufgrund des derzeitigen Querschnittsbefundes zu stellen. In der Anamneseerhebung muss sorgfältig nachgefragt werden, welche Symptome zu welchem Zeitpunkt bestanden haben und wie sie sich unter der Behandlung verändert haben. Der psychopathologische Querschnittsbefund muss darum ergänzt und erweitert werden.

Grundvoraussetzung einer richtigen Diagnosestellung ist außerdem die sorgfältige Erhebung der Lebensgeschichte von Kindheit an. Wenn immer möglich, gehört dazu auch die Erhebung einer Fremdanamnese durch Befragung von Angehörigen oder Freunden. Dabei ist nicht nur auf prämorbide Persönlichkeitsstörungen, Frühsymptome oder mögliche Prodromalsymptome zu achten, sondern auch auf einschneidende biografische Veränderungen oder auffallende Veränderungen im sozialen Verhalten im persönlichen und im kulturellen Kontext.

Die Bedeutung eines möglichen Symptoms ist nur zu ermessen, wenn die aktuelle Situation, der kulturelle Hintergrund und der Stellenwert des möglichen symptomatischen Verhaltens für die Person ausreichend berücksichtigt werden. Wenn ein Mensch schon immer so war, hat es eine andere Bedeutung, als wenn es sich um neues Verhalten handelt.

Die neuen Klassifikationssysteme mögen zu einer Vereinheitlichung psychiatrischer Diagnostik beigetragen haben. Dennoch bleibt die Diagnosestellung jenseits der Einzwängung der Krankheitssymptome in Kriterienkataloge eine hohe Kunst, die umfängliches psychiatrisches Wissen und Erfahrungen voraussetzt. Die meisten psychiatrischen Symptome sind nicht objektivierbar – zumindest nicht im naturwissenschaftlichen Sinne. Sie werden durch Beobachtung von Verhalten oder aus den Mitteilungen der Kranken über ihr subjektives, ihr ureigenes Erleben abgeleitet. Wenn sie uns nichts mitteilen oder wenn wir ihr Verhalten fehlinterpretieren, ist der Weg zur Fehldiagnose gebahnt. Auch deswegen sollten wir uns davor hüten, uns vorschnell festzulegen. Eine vorschnelle Schizophreniediagnose ist genau so schädlich wie eine verpasste. Entscheidend bleibt es, dass wir uns die Differenzialdiagnose offen halten, solange Ungewissheit besteht, um die Diagnose schließlich zu sichern, wenn die Befunde dazu ausreichen.

Abschließend sei Folgendes noch einmal festgehalten: Eine Schizophreniediagnose zu stellen, kann außerordentlich schwierig sein. Es gibt Symptome wie Wahn und Halluzinationen, die auch für die Umwelt als Zeichen einer Psychose erkennbar sind. Diese sind aber nicht krankheitsspezifisch. Sie kommen bei zahlreichen psychischen Störungen vor. Es gibt andere Symptome, die nur in der Binnenwahrnehmung der Kranken existieren. Sie sind nur feststellbar, wenn die Betroffenen sie uns mitteilen. Sollen folgenschwere Fehldiagnosen vermieden werden, ist die sorgfältige Untersuchung durch einen Fachmann oder eine Fachfrau unabdingbar, wenn der Verdacht aufkommt, es könnte eine Psychose aus dem schizophrenen Formenkreis vorliegen.

3 Sich über Behandlung verständigen. Therapie ist Interaktion

Engagement, Empathie und Beharrlichkeit sind die ersten Grundvoraussetzungen für eine erfolgreiche Schizophrenietherapie; die Sicherung der Diagnose ist die zweite. Die dritte ist die Verständigung zwischen Kranken und Behandelnden, Verständigung darüber, dass eine Krankheit vorliegt, worum es sich handelt, welche Risiken sie birgt und wie sie tunlichst zu behandeln ist. Das gilt für jede Krankheit und für jede Form von Behandlung. Theoretisch ist das selbstverständlich. Praktisch liegen die Dinge komplizierter. Das größte Problem ist zunächst nicht die Vertrauensbeziehung zwischen den Beteiligten. Die muss sich entwickeln.

Am Anfang stehen unterschiedliche Vorstellungen von Gesundheit und Krankheit. Am Anfang wird das unterschiedliche gesellschaftliche Wissen der Beteiligten über psychische Störungen, das sich, einfach formuliert, in einem Gegensatz von Laienwissen und professionellem Wissen niederschlägt, leicht zu einem Hindernis der Verständigung, ohne dass dies den Beteiligten bewusst ist. Die Kranken – ihre Angehörigen und Freunde, ihre Kollegen und Vorgesetzten – haben andere Vorstellungen davon, was eine psychische Krankheit ist, woher sie kommt und wie sie zu behandeln ist als Ärzte, Psychologen, Sozialarbeiter oder Krankenschwestern. Fachwissen und Allgemeinwissen über psychische Krankheit und Gesundheit decken sich noch weniger als professionelle und Laienvorstellungen über körperliche Krankheit.

Solche unterschiedlichen Vorstellungen sind häufig eine Teilursache von dem, was Mediziner später »mangelnde Krankheitseinsicht« nennen. Sie bestimmen das Krankheitsverhalten und wirken auf die Art und Weise ein, wie die Kranken und ihre Angehörigen Hilfe suchen und finden. Zugleich sind sie Quelle von Stigmatisierung und Vorurteilen, die eine zusätzliche Belastung für die Kranken und ihre Familie sind.

In früheren Jahrzehnten gingen Medizin und Psychiatrie davon aus, dass sie im Besitze der wissenschaftlichen und der fachlichen Wahrheit seien und dass die Kranken ihre Vorstellungen von der Art, der Ursache und der notwendigen Behandlung ihres Leidens gefälligst zu übernehmen hätten. Heute wissen wir, dass dies nicht so einfach ist. Wir wissen, dass es so nicht geht, dass eine solche Haltung die Ursache dafür ist, dass eine Verständigung zwischen Arzt und Patient, ein Vertrauensverhältnis zwischen Therapeutin und Patientin nicht zustande kommt oder dass es nicht ausreichend trägt. Die Vorstellungen der Kranken vom Wesen und der Natur ihres Leidens sind ja nicht einfach angelesen oder angelernt. Sie sind tief verwurzelt im allgemeinen gesellschaftlichen Wissen, an dem sie durch ihre Herkunft, ihre Erziehung, ihre Bildung und Ausbildung und ihr psychosoziales Leben Anteil haben.

Wenn Arzt und Patient einander begegnen, wenn ein Behandlungsbündnis eingegangen werden soll, ist es mithin notwendig, sich miteinander zu verständigen und die gegenseitigen Vorstellungen und Meinungen auszuloten. Die Kranken werden zwangsläufig mit dem Fachwissen der Therapeuten und dessen Konsequenzen konfrontiert. Die Behandelnden aber sind gut beraten, wenn sie sich ein Bild vom Allgemeinwissen und von den Krankheitsvorstellungen ihrer Patientinnen und Patienten machen, bevor sie eine Therapie beginnen. Viel häufiger als sie das erwarten werden sie überrascht feststellen, dass das Wissen und die Vorstellungen der Kranken so weit vom medizinischen Wissen entfernt sind, dass vor dem Beginn der Behandlung eine Annäherung gesucht werden muss, eine Verständigung, möglichst ein Einverständnis, auf jeden Fall aber ein Kompromiss, der zur Grundlage des therapeutischen Handelns gemacht werden kann.

Subjektive Krankheitstheorien

Es gibt inzwischen eine ganze Reihe von Untersuchungen darüber, was die Öffentlichkeit, die psychisch Kranken und ihre Angehörigen über psychische Krankheiten wissen, welche Vorstellungen sie damit verknüpfen, worin sie die Krankheitsursachen sehen und wie sie behandelt werden sollten – auch, wie sie ihrer Ansicht nach auf keinen Fall behandelt werden sollten! Die Ergebnisse weichen zum Teil beträchtlich von dem ab, was wir als gesichertes Wissen von Schulmedizin und Schulpsychiatrie betrachten.

Zum Teil handelt es sich dabei um Lehrmeinungen von gestern oder von vorgestern. Dazu gehört die Vorstellung, die Wurzel aller psychischen Krankheiten sei im Wesentlichen in der Kindheit zu suchen. Die Hauptursache seien Kindheitstraumata, falsche Erziehung, schlechte Behandlung durch die Eltern, insbesondere durch die Mutter. Wie vielfältig solche subjektiven Vorstellungen von der Krankheitsursache sind, wurde kürzlich in einer Volkshochschulveranstaltung in Basel deutlich, wo in einer Diskussion sechs verschiedene Ursachen der Schizophrenie postuliert wurden, von denen keine mit dem derzeitigen Stand der Wissenschaft kompatibel ist.

Zum Teil handelt es sich dabei um die Vereinseitigung von Vorstellungen, die die Fachwelt in gemilderter Form durchaus teilt. Dazu gehört die Vorstellung vom »Stress« als Ursache psychischer Erkrankungen mit der Konsequenz, dass Ruhe und Entspannung als therapeutische Maßnahmen gefordert werden.

Zum Teil handelt es sich um Vorstellungen, die mit moralischen Prinzipien verknüpft sind: unsolider Lebenswandel, Wohlleben, Verweichlichung, falsche Einstellung zum Leben, schwächliche Konstitution, zu wenig Selbstdisziplin und vieles andere mehr. Auch klassische Vorstellungen von Vererbung spielen eine Rolle. Inhaltlich sind sie manchmal gar nicht so weit vom derzeitigen psychiatrischen Fachwissen entfernt. Aber die sozialen Repräsentationen, in denen sie verankert sind, reichen allzu oft in die Degenerationslehre des 19. Jahrhunderts und die Rassentheorie des Dritten Reiches zurück.

Nicht ganz selten sind Vorstellungen vom »falschen Leben«, wie man sie ihnen gelegentlich auch in der Psychoonkologie vorfindet: Vorstellungen davon, dass man sich an sich selbst, an der Familie oder an anderen Menschen versündigt, dass man moralisch-sittlich Schuld auf sich geladen habe. In extremen Einzelfällen oder unter bestimmten kulturellen, meist transkulturellen Voraussetzungen können dabei Vorstellungen von Besessenheit, Hexen- und Teufelsglauben eine Rolle spielen.

In unserer Gesellschaft spielen esoterische Vorstellungen eine zunehmende Rolle. Meist schlagen diese sich in alternativmedizinischen oder naturheilkundlichen Vorstellungen nieder. Ihre Bedeutung für den medizinischen Alltag auch in der Psychiatrie ist in den letzten Jahren durch mehrere wissenschaftliche Untersuchungen nachgewiesen worden (z. B. ANGERMEYER u. a. 1994).

Wie weit Volksmeinung und Fachwissen auseinander liegen, hat eine mittlerweile berühmt gewordene Repräsentativbefragung von Matthias ANGERMEYER (1994) gezeigt. Danach ist die Öffentlichkeit mehrheitlich davon überzeugt, dass man depressive und schizophrene Psychosen vorrangig durch Psychotherapie behanden soll, an zweiter Stelle mit Hilfe von entspannenden Maßnahmen. Es folgen Naturheilmittel, Meditation und Yoga. Die Psychopharmaka rangieren an vorletzter Stelle mit gerade 20 Prozent Zustimmung unmittelbar vor der Akupunktur.

Die Vorstellung, die medikamentöse Therapie sei die falsche Behandlung bei schizophrenen Psychosen ist also keineswegs eine Minderheitsmeinung. Diese Überzeugung ist vielmehr in der Bevölkerung breit abgestützt. Im Gegenteil: fragt man nämlich, welche Behandlung bei den genannten Krankheiten auf keinen Fall eingesetzt werden sollte, steht die Pharmakotherapie mit fast zwei Dritteln Zustimmung an erster Stelle. Auf diese Weise stehen wir vor der paradoxen Situation, dass die Maßnahmen, die aufgrund der wissenschaftlichen Erkenntnisse und nach einhelliger Überzeugung fast aller Fachleute unabdingbar notwendig, ja zwingend sind, sich nicht auf die Zustimmung der Bevölkerung stützen können. Schlimmer: Sie widerspricht den Grundüberzeugungen der Allgemeinheit.

Das wird noch deutlicher, wenn man, wie ANGERMEYER und seine Mitarbeiter das getan haben, nachfragt, warum denn Psychotherapie die Methode der Wahl sei und warum Psychopharmaka zu vermeiden seien. Psychopharmaka, so äußerte die Mehrheit der Befragten, wirkten nur symptomatisch, sie würden im Wesentlichen nur dämpfen. Sie packten das Übel nicht bei der Wurzel. Psychotherapie hingegen greife an den Ursachen der Krankheit an. Sie sei geeignet, diese gleichsam mit Stumpf und Stiel auszurotten. Dazu passt die Überzeugung einer Mehrheit der Anhänger der psychotherapeutischen Intervention, wenn die Psychotherapie nur richtig und gründlich genug sei, könne sie die Kranken heilen, ohne dass ein Rückfall zu befürchten sei. Dies alles bei einer Krankheit, deren Ursachen aus wissenschaftlicher Sicht bislang nicht geklärt sind, die aber nach derzeitigen wissenschaftlichen Überzeugungen nicht vorrangig in einer psychogen bedingten Fehlentwicklung zu suchen sind. Ein größerer Dissens ist kaum vorstellbar.

Verständigungsprobleme sind lösbar

Die Behandlung von Psychosekranken, die ja in der Regel eine langfristige Perspektive hat, ist kaum vorstellbar, ohne dass wir ihren subjektiven Krankheitstheorien Rechnung tragen. Dass eine entsprechende Verständigungsarbeit Erfolg versprechend ist, wird aus verschiedenen Untersuchungen ebenfalls sichtbar. Psychiatrieerfahrene Psychosekranke nähern sich in ihren Anschauungen und Meinungen jenen der Fachleute in erstaunlicher Weise an.

Die unterschiedlichen sozialen Repräsentationen der Psychosen und ihrer Behandlung in der Allgemeinbevölkerung und der Öffentlichkeit sind aber nur eines der Verständigungsprobleme zwischen den psychisch Kranken und ihren Therapeutinnen und Therapeuten. Ebenso schwierig ist die Verständigung über die Krankheit selbst. Das gilt insbesondere, wenn es sich um eine Ersterkrankung handelt. Die Kranken erleben, wenn sie in die Psychose hineingeraten, das Fremdwerden der eigenen Person, den Verlust der Selbstverständlichkeit und eine Erschütterung der vertrauten sozialen Beziehungen. Das ist es, was sie wahrnehmen – keine Krankheit.

Von außen betrachtet können wir als Fachleute an dieser Veränderung, wenn sie ausgeprägt ist, die Symptome einer Psychose aus dem schizophrenen Formenkreis feststellen. Wir können das, weil wir darin geschult sind, unsere Patientinnen und Patienten gleichsam mit einem diagnostischen Blick zu betrachten.

Den Menschen in der unmittelbaren Umgebung des Erkrankenden fällt dies schwerer. Sie betrachten die Veränderungen, die sie beobachten, zunächst ganz selbstverständlich aus der normalpsychologischen Perspektive. Sie nehmen das abweichende Verhalten, auch das abweichende Erleben wahr. Aber sie »normalisieren« es. Sie interpretieren es in den Kategorien des Alltagslebens: Jemand will nicht, ist unmotiviert, ist faul, reißt sich nicht zusammen, ist schlecht erzogen, ist unverschämt, frech, merkwürdig, verschroben, exzentrisch, ist ungesellig, ist Einzelgänger, kommt einem zu nahe, ist reizbar oder aggressiv und vieles andere mehr.

Es muss schon eine sehr auffällige Symptomatik vorliegen, bis Arbeitskollegen, Freunde oder Angehörige an eine psychische Störung denken. Ähnlich ergeht es im Übrigen auch in der Psychiatrie Tätigen, wenn sie in ihrer Umgebung oder bei Kolleginnen oder Kollegen am Arbeitsplatz mit einer beginnenden Psychose konfrontiert sind. Dann versagt das diagnostische Gespür. Es versagt schon deswegen, weil das Alltagsleben nur funktionieren kann, wenn man seinen Mitmenschen nicht mit der Bereitschaft gegenübertritt, sein Verhalten zu psychopathologisieren.

Noch schwieriger ist die Situation der Kranken selbst. Sie können sich nicht von außen betrachten. Sie spüren, dass etwas mit ihnen vorgeht. Aber sie sind über lange Zeit nicht in der Lage, wahrzunehmen und zu begreifen, dass das, was mit ihnen geschieht, in Wahrheit ein krankhafter Prozess ist, der in medizinischen Kategorien zu interpretieren und psychiatrischer Behandlung zugänglich ist.

Die Kranken werden früh fachliche Hilfe suchen, wenn sie vorrangig an Symptomen leiden, die nach allgemeinem Einverständnis psychologischer oder medizinischer Hilfe zugänglich sind, etwa Angst, innere Unruhe, Schlaflosigkeit oder depressive Verstimmung. Dann werden sie von Freunden und Angehörigen bald hören, sie möchten doch etwas für sich tun, sie sollten den Hausarzt aufsuchen, sollten es, auch wenn sie ungern Medikamente einnähmen, einmal mit Beruhigungs- oder mit Schlafmitteln versuchen – wenigstens vorübergehend. Wenn sie aber unter klassischen psychotischen Symptomen leiden, wenn sie das »zentrale schizophrene Syndrom« (Wing) durchleben und wahnhafte Symptome, Verfolgungsangst und paranoide Ideen entwickeln, wenn sie davon überzeugt sind, dass alle Welt über sie tuschelt, dass die Fernsehsprecherin in der Tagesschau zu ihnen persönlich spricht, dass sie über das Radio abgehört werden und jedes Geräusch seine eigene besondere Bedeutung hat, macht ihnen alles dies Angst. Aber weder sie selbst noch die Menschen, denen sie das mitteilen, sind zunächst im Stande, dies medizinisch zu interpretieren.

Das ändert sich auch nicht, wenn man es ihnen sagt. Das macht das zentrale Verständigungsproblem in der beginnenden oder in der chronifizierten Psychose aus. Für die Kranken ist das, was sie erleben und wahrnehmen, Wirklichkeit. Es hat eine gewisse Logik, dass dieses wirklich wahrgenommene Erleben nicht Krankheit sein kann. Genau dies ist der Zustand, den wir als »mangelnde Krankheitseinsicht« bezeichnen. Erst seine Überwindung oder doch zumindet seine Überbrückung macht eine partnerschaftliche Behandlung möglich.

Über Behandlung verhandeln

Wir machen es uns zu einfach, wenn wir lediglich festhalten, die Uneinsichtigkeit sei krankheitsbedingt. Deshalb sei daran nichts zu ändern. Das mag in mancher Hinsicht zutreffen. Aber es ist zugleich nur die halbe Wahrheit. Die Kranken sind durch das, was mit ihnen geschieht und in ihnen geschieht, häufig tief erschüttert und beunruhigt. Sie spüren, dass sie in irgendeiner Weise Hilfe benötigen. Diese Seite ihres Erlebens können wir nutzen, den Zugang zu ihnen zu suchen und Ansatzpunkte für Hilfsangebote zu finden.

Eine schematische Darstellung von Uwe FLICK (1995), der sich mit der Problematik des Spannungsverhältnisses von alltäglichem und wissenschaftlichem Wissen über Gesundheit und Krankheit befasst hat, vermittelt eine Übersicht über die Problematik, mit der wir es zu tun haben. Im Alltag überlagern sich dabei die subjektiven Theorien über Gesundheit und Krankheit und die krankheitsbedingte Veränderung der Wahrnehmung der eigenen Situation. In beiden Fällen ist es Grundvoraussetzung für eine erfolgreiche Behandlung, die Kranken dort abzuholen, wo sie sich befinden.

Gewiss ist es leichter, sich über die soziologisch fassbaren Unterschiede zwischen den sozialen Repräsentationen von Gesundheit und Krankheit zu verständigen, als über krankheitsbedingte Veränderungen der Wahrnehmung der eigenen Situation. Aber es ist hilfreich, wenn man beide als »objektive« Gegebenheiten erkennt und anerkennt (anstatt die Vorstellungen der Kranken als »falsch« und damit irrevelant abzutun) und einen Zugang dazu sucht. Das kann sehr mühsam sein. Aber es lohnt sich. Nur wenn das gelingt, wird es möglich sein, ein tragfähiges Behandlungsbündnis zu schließen und die Mitarbeit der Kranken an ihrer Wiederherstellung zu gewinnen.

Das alles ist recht abstrakt. Wenn wir über Behandlung verhandeln wollen, müssen wir es konkretisieren. Das können wir aber nur, wenn wir dem Kranken begegnen. Gerade in der beginnenden Psychose dauert es oft lange, bis wir so weit kommen. Eine Mannheimer Untersuchung von HÄFNER und Mitarbeitern (2000) hat gezeigt, dass es im Durchschnitt sieben Jahre dauert zwischen den von Angehörigen und Kranken wahrgenommenen frühesten Zeichen schizophrener Erkrankungen und der ersten Behandlung. Selbst nach dem frühesten Auftreten der auffälligen positiven Symptome wie Halluzinationen oder Wahn dauert es noch fast zwei Jahre bis zur Erstbehandlung.

Gesellschaftliches Wissen über Gesundheit und Krankheit (Uwe Flick 1995)

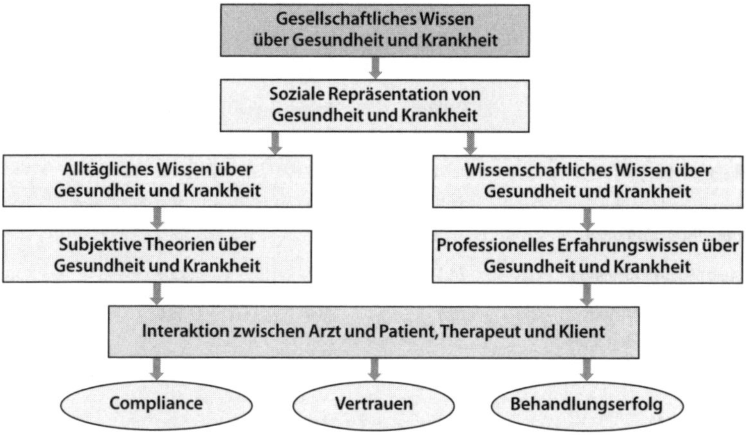

Das bedeutet aber, dass der Umgebung der Kranken, vor allem den engsten Familienmitgliedern, eine große Bedeutung bei der Erkennung und der Gewährleistung möglichst frühzeitiger Behandlung zukommt. Sie sind es, die gefragt sind, wenn sie dann selbst erkannt haben, dass hier Bedrohlicheres vorliegt als eine besonders heftige Ablösungsproblematik in der Spätpubertät. Ihnen fällt ihnen die Aufgabe zu, das Verhalten einzuordnen, mit dem Betroffenen darüber zu reden und sie vorsichtig einer Beratung oder Behandlung zuzuführen. Aus Gesprächen mit Angehörigen, die in unserer speziellen Angehörigensprechstunde um Rat nachgesucht haben, wissen wir, dass diese oft ein mehr oder weniger sicheres Gespür haben, dass hier eine Krankheit vorliegen könnte. In einer solchen Situation sind wir dann auch gehalten, den Angehörigen Rat zu geben, obwohl dies sehr schwer fällt.

Vielleicht haben die Angehörigen es in dieser Frage sogar leichter als wir, weil ihr alltägliches Wissen über Gesundheit und Krankheit und ihre subjektiven Krankheitstheorien dem der Betroffenen näher sind als unseres. Aber sehr oft wird der Weg zur psychiatrischen Behandlung zu einer harten Prüfung für alle Beteiligten. Heftige Auseinandersetzungen innerhalb der Familie sind in dieser Vorphase der Erkrankung die Regel. Oft führt der Weg zur psychiatrischen Erstbehandlung zu vielfältigen, heftig schmerzenden Verletzungen bei den Angehörigen wie bei den Kranken.

Altersmittelwerte (in Jahren) zu verschiedenen Zeitpunkten des frühen Krankheitsverlaufs (= Meilensteine der Krankheitsentwicklung) vom Ausbruch bis zur Erstaufnahme: Vergleich der Daten aus Patienten- und Angehörigeninterviews und aus Aktenanalysen (Aufzeichnungen des Hausarztes) (Häfner 2000)

Alter bei	Patient	Angehöriger	Akte	Signifikanz
1. frühestem Zeichen einer schizophrenen Erkrankung	23,3	23,9	24,8	0
2. erstem negativen oder unspezifischen Symptom	23,7	24,3	25,0	n.s.
3. erstem negativen Symptom	24,1	24,7	25,6	*
4. Erkrankungsbeginn nach Einschätzung des Befragten	28,0	28,0	28,0	n.s.
5. frühestem positiven Symptom	28,6	28,7	28,9	n.s.
6. Erstaufnahme	30,3			

0 = p < 0,1   * = p < 0,01

Auf dem Weg in die Behandlung gibt es mithin zahlreiche Schwierigkeiten und Hindernisse.

4 Frühintervention – Vorstellung und Wirklichkeit

Es besteht Übereinstimmung darüber, dass man Psychosen aus dem schizophrenen Formenkreis so früh wie möglich behandeln soll. Die Gründe dafür müssen nicht im Einzelnen erörtert werden. Von zentraler Bedeutung ist, dass die Psychose den Menschen verändert, je länger sie anhält, umso mehr. Die Frühbehandlung soll diese Phase der Veränderung, der Entfremdung von der eigenen Person, so kurz halten wie irgend möglich. Sie soll dem kranken Menschen die Chance geben, sein psychosoziales Leben möglichst wie vordem fortzusetzen. Gerade wenn die beginnende Psychose Heranwachsende trifft, ist die Gefahr, aus der Bahn zu geraten, besonders groß. Schulversagen, Abbruch der Lehre, Verlust der Beziehungen zu Gleichaltrigen, Verlust der Zukunftsperspektiven – des Lebensplans – sind nur einige der Risiken der psychotischen Erkrankung. Chronifizierung der Symptome ist ein weiteres.

Unspezifische Symptome

Also früh behandeln! Das ist leichter gesagt als getan. Eine Frage drängt sich auf: Wann ist wirklich der richtige Zeitpunkt der Frühbehandlung? Ist es der Zeitpunkt, an dem die Symptomatik klar, die Diagnose eindeutig zu stellen ist? Oder ist es der Zeitpunkt, an dem die Kranken, ihre Angehörigen und Freunde bemerken, dass »irgendetwas nicht stimmt«? Wenn man die Frühintervention wirklich ernst nimmt, müsste es dieser letztere Zeitpunkt sein. Aber um das zu tun, bedarf es einigen Voraussetzungen. Es muss mehr als ein vager Verdacht vorliegen, dass es sich hier um eine psychische Krankheit handelt. Dieser Verdacht muss medizinisch-psychiatrisch überprüft werden und dann – zumindest – zu einer Verdachtsdiagnose führen. Diese muss zwar differenzialdiagnostisch offen gehalten werden. Aber nur eine solche kann die Voraussetzung für eine Behandlung sein.

An dieser Stelle sei angemerkt, dass man leicht auf den Gedanken kommen kann, die Überlegungen, die ich hier anstelle, seien praxis- oder weltfremd. Der Prozess bzw. die Entwicklung, die in die Psychose führe, verlaufe in der Realität ganz anders. In Wirklichkeit komme es nur sehr selten vor, dass ein Mensch in der Frühphase der beginnenden Psychose einer Fachperson vorgestellt wird. Ich räume das gern ein. Es gehört zur Realität der beginnenden Psychose, dass die Erstbehandlung fast immer mit Verzögerung erfolgt. Aus der Rückschau lassen sich ein, zwei oder drei Jahre vor der akuten Krise, die schließlich in Behandlung führt, Veränderungen und Zeichen erkennen, die als Frühsymptome einer schizophrenen Psychose interpretiert werden können (siehe auch Tabelle S. 42 – Altersmittelwerte ...).

Andererseits erfährt man gar nicht selten aus der Vorgeschichte, dass die Kranken in dieser Zeit durchaus Hilfe gesucht haben, dass sie zum Hausarzt oder zu einer psychologischen Beratung gegangen sind, weil sie sich in der einen oder anderen Weise beeinträchtigt gefühlt haben. Sie haben den Hausarzt aufgesucht, weil sie sich anders als in der Zeit zuvor erschöpft, gereizt, verletzlich, krank gefühlt haben, weil sie unter Schlaflosigkeit gelitten haben oder weil sie das Gefühl gehabt haben, mit ihnen stimme etwas nicht.

Sie haben psychologische Hilfe gesucht, weil sie, anders als vorher, mit bestimmten Lebensproblemen in ihren zwischenmenschlichen Beziehungen oder in Schule und Beruf nicht zurechtgekommen sind. Sie haben mit Symptomen, die wir als unspezifisch bezeichnen, professionelle Hilfe gesucht; und wir können getrost davon ausgehen, dass die Helferinnen und Helfer in dieser Situation in der Regel nicht einmal den Verdacht auf eine Erkrankung aus dem schizophrenen Formenkreis gehabt haben. Solche Symptome sind allgegenwärtig. Es dürfte kaum jemanden von uns geben, der sich in bestimmten Lebensphasen nicht ebenfalls damit herumschlagen muss.

Unsere Alltagssprache verfügt über ausreichend Wörter und Begriffe, mit denen wir sie erklären können – von der Frühjahrsmüdigkeit bis zum Formtief, vom Stress bis zur Erschöpfung. Viele dieser Begriffe enthalten auch gleich eine Erklärung: Wer zu viel Stress hat oder erschöpft ist, hat sich übernommen, leidet unter den Folgen einer verschleppten Grippe, ist schlicht urlaubsreif. Auch vielfältige psychologische Erklärungen bieten sich an. Man ist im Beruf oder in der Familie überfordert; man ist unglücklich oder doch nicht wirklich glücklich in seinen partnerschaftlichen oder anderen zwischenmenschlichen Beziehungen. Man hat Zoff am Arbeitsplatz; oder man wird gar gemobbt.

Gelangt die Angelegenheit auf eine medizinische Ebene, so verfügen auch die Fachleute über viele Namen: Die Neurasthenie oder die Psychasthenie, das psychovegetative Syndrom, die psychovegetative Erschöpfung oder – das Modernste vom Modernen – das Chronic-Fatigue-Syndrom. Im Allgemeinen bleibt es bei der Benennung, weil die Lebenserfahrung ebenso wie die professionelle Erfahrung unterstellt, dass es sich um einen vorübergehenden Zustand handelt, der von allein wieder verschwindet. Diese Haltung ist nicht ganz falsch. In in der Regel geschieht das auch. Schon das Angebot des Hausarztes, die Überwindung bzw. das Aushalten dieses Zustandes mit Tranquilizern zu unterstützen, kann zu viel sein.

Ratlosigkeit und Unverständnis

Aber das ist nicht immer so. Alle diese Symptome können Vorboten, Prodromi einer beginnenden schizophrenen Psychose sein. Nur sind wir nicht berechtigt, sie von vornherein so zu interpretieren, weil sie auch der Ausdruck vielfältiger anderer Störungen und belastender Lebenssituationen sein können und weil sie in der Regel eher das sind als Symptome einer beginnenden Psychose.

Die Angehörigen erleben in der Zeit der Vorphase der beginnenden Psychose eine Veränderung ihrer Kinder oder Geschwister, die sie mit Ratlosigkeit, Unverständnis und gelegentlich auch mit Ärger erfüllt. Freunden geht es ähnlich. Diese erleben das meist nicht in der gleichen Intensität wie die Angehörigen, weil freundschaftliche Beziehungen besser dosierbar sind, weil sie nicht den gleichen gesellschaftlichen Regeln unterliegen wie die Beziehungen zwischen Eltern und Kind, insbesondere im heranwachsenden Alter.

Die Eltern haben einen Erziehungsauftrag. Sie erleben das auch so. Sie fühlen sich aufgerufen, ihre Kinder mit möglichst großen Zukunftschancen in das Erwachsenenleben zu entlassen. Die Erfüllung dieses Auftrages wird durch die Veränderungen, die mit der beginnenden Psychose einhergehen, in Frage gestellt. Angehörige beobachten mit Besorgnis Veränderungen ihres Kindes auf der emotionalen wie auf der Verhaltensebene, die sie in hohem Maße befremden.

Kinder, die bis dahin ausgeglichen und freundlich gewesen sind, werden abrupt und frech (so erleben es wenigstens die Eltern). Die Kinder, die gewissenhaft und sorgfältig gewesen sind, werden nachlässig und zeigen keine Ausdauer mehr. Sie kommen morgens nicht mehr aus dem Bett. Sie werden ungesellig und ziehen sich zurück. Sie werden laut und distanzlos oder so leise, dass sie gar nicht mehr in Erscheinung treten. Sie gehen nicht mehr zur Schule, an die Universität oder zur Arbeit. Sie vernachlässigen ihre Kleidung, im Extremfall ihre Körperpflege. Sie machen die Nacht zum Tag. Sie vernachlässigen ihre sozialen Beziehungen. Sie sind ziellos umtriebig, sind ängstlich, haben das Gefühl, ihnen werde ständig Unrecht getan bis zum Gefühl, sie würden beobachtet oder gar verfolgt.

Auch diese Symptome können normalpsychologisch interpretiert werden; und sie werden das auch. Sie werden das umso selbstverständlicher, als diese Veränderungen sich nicht selten in der Spätpubertät abspielen, in jener Entwicklungsphase, in der Jugendliche, wie jedermann weiß, es ohnehin nicht leicht mit sich haben (und in der sie es anderen nicht leicht machen), in der die Ablösung vom Elternhaus ohnehin angesagt ist, und in der Stimmungsschwankungen schließlich ebenso die Regel sind wie das Schwanken zwischen erwachsenen und recht kindlichen Formen des Verhaltens.

Überempfindlichkeit und Verletzlichkeit

Wenn Eltern in dieser Phase überhaupt reagieren, reagieren sie normalpsychologisch. Sie versuchen, auf das Verhalten einzuwirken. Sie reagieren mit Ärger. Nicht selten wird die Atmosphäre in der Familie gespannt; und die Spannung führt dazu, dass der Jugendliche den ohnehin fälligen Auszug vollzieht. Diese Spannungen können allerdings auch dazu beitragen, dass eine beginnende Psychose zu einer manifesten Krankheit gerät.

Fragt man die Betroffenen selbst, wie sie diese Zeit erlebt haben, erhält man häufig die Auskunft, ja, es habe sich etwas verändert. Die Konflikte zu Eltern und Freunden werden als spannungsgeladen wahrgenommen und haben meist zu Kummer und Leiden geführt. Die eigene Verletzlichkeit wird ebenfalls wahrgenommen. Alle diese Veränderungen werden nicht nur registriert – die Betroffenen suchen auch nach Gründen dafür. Nachdem ihre Art und Weise zu leben bis dahin funktioniert hat, suchen sie sie nur teilweise in sich selbst.

Zum Teil glauben sie, sie in verändertem Verhalten der anderen ausmachen zu können: Andere sind rücksichtslos; andere gehen nicht auf sie ein. Andere meinen es nicht gut mit ihnen. Andere tuscheln ständig hinter ihrem Rücken (was sie sicher auch tun). Andere machen ihnen das Leben schwer – was vermutlich ebenfalls richtig ist, was aber auch in früheren Zeiten schon zutraf. Eine paranoid-ängstliche Interpretation dieser Situation ist häufig. Sie kann sich über das Wahnhafte bis zum manifesten Wahn steigern. Die Wahrnehmung der eigenen Verletzlichkeit schlägt sich dann in der Meidung von Situationen nieder, in der man verletzt werden könnte. Sie ist nicht selten verbunden mit einer Überempfindlichkeit gegenüber Umwelt und Sinnesreizen überhaupt: Empfindlichkeit gegenüber Lärm, auch gegenüber lauter Musik, Empfindlichkeit gegenüber bestimmten Farben, besonders grellen Farben, Empfindlichkeit gegenüber persönlicher und körperlicher Nähe anderer Menschen, gegenüber Menschenansammlungen, Gefühl der Überwachheit und endlich einem beständigen Andrängen von Gedanken, die schwer zu kontrollieren und zu sortieren sind.

Nun könnte man argumentieren, wenn später manifest schizophren Erkrankte, wenn Angehörige und Freunde und Fachleute Veränderungen in der Vorphase der beginnenden Psychose durchaus im Stande sind wahrzunehmen und wenn es wichtig ist, möglichst früh zu intervenieren, dann müsste es eigentlich möglich sein, die Diagnose einer beginnenden Psychose frühzeitig, auf jeden Fall viel früher zu stellen als das heute üblich ist.

Ich habe meine Zweifel, dass dies im Alltag wirklich so sein kann. Grundlage dafür ist nicht nur die langjährige Erfahrung. Auch wissenschaftliche Ergebnisse weisen darauf hin, dass Jugendliche im Laufe ihrer Entwicklung fast zur Hälfte Verhaltensmerkmale zeigen und Empfindungen erleben, die wir als Prodromalsymptome einer schizophrenen Psychose bezeichnen würden, wenn sie bei jemand auftreten, den wir später als schizophreniekrank diagnostizieren.

Was tun?

Daraus ließe sich die Schlussfolgerung ziehen, dass wir uns aus therapeutischer Perspektive nicht weiter mit dieser Vorphase befassen sollten, dass wir uns vielmehr darauf konzentrieren sollten, die beginnenden Psychose, wenn sie denn wirklich sichtbar wird, zu diagnostizieren und zu behandeln. Das wäre in der Tat das Einfachste. Dennoch bin ich davon überzeugt, dass wir unser Augenmerk sowohl aus diagnostischen wie aus therapeutischen Gründen auf diese Vorphase richten sollen. Aus diagnostischen Gründen müssen wir dies tun, weil sich der Übergang aus der Vorphase in die beginnende akute Psychose nicht abrupt vollzieht. Der Verlauf der Symptomatik ist, wie wir aus der späteren Befragung, aber vereinzelt auch aus Beobachtungen wissen, mehr oder weniger wellenförmig oder phasenhaft. In der Vorphase gibt es durchaus schon Episoden, in der sich die Prodromi zu erkennbaren, wenn auch nur kurzzeitig beobachtbaren manifesten psychotischen Symptomen verdichten. In solchen Phasen ist dann eben doch eine Frühdiagnose möglich und eine entsprechende Frühintervention notwendig. Zugegebenermaßen dürfte das eher selten vorkommen.

Aus therapeutischen Gründen ist diese Vorphase für uns aus ganz anderen Gründen von großer Bedeutung. In dieser Zeit erfahren und erleben die späteren Psychosekranken ihre Beeinträchtigungen und ihre Verletzlichkeit, ohne dass sie zunächst als psychisch krank eingeordnet oder etikettiert werden. Sie werden mit einer neuen Lebenssituation bzw. einer neuen Selbstwahrnehmung konfrontiert, die von ihnen jenseits ihrer Ratlosigkeit verlangt, sich mit ihr auseinander zu setzen. Das gilt für die veränderte Selbstwahrnehmung ebenso wie für das veränderte emotionale Erleben und die Veränderung der psychosozialen Beziehungen. Sie müssen lernen, die neue Situation zu verstehen. Sie interpretieren sie. Sie müssen Ansätze entwickeln, sie zu bewältigen – und zwar in normalpsychologischen Kategorien; und sie tun dies auch.

Das ist eine Chance, weil die Kranken hier das einsetzen, was sie im Lauf ihrer Sozialisation gelernt haben. Sie greifen auf ihre eigenen Ressourcen zurück, ihre eigene Kreativität; und sie tun das, zunächst ohne zu wissen, dass sie es mit einer Krankheit zu tun haben, ohne die Folgen von Psychiatriesierung, diagnostischer Etikettierung und der Last des Stigmas. Das ist andererseits ein Risiko, weil sie das ohne Expertenhilfe tun, ohne zu wissen, dass sie es mit einer krankhaften Veränderung zu tun haben und ohne den objektiv begründbaren Rat von Freunden oder Angehörigen.

Sie stochern gleichsam mit einer Stange im Nebel. Günstigenfalls lernen sie auf diese Weise den Umgang mit ihrer Verletzlichkeit. Sie lernen, Überforderungssituationen zu meiden oder Techniken, diese zu bewältigen. Ungünstigenfalls fördern ihre Erklärungs- und Bewältigungsansätze eine paranoide Sicht- und Erlebensweise der für sie veränderten Welt. Sie können somit zur Ausprägung des Vollbildes von Wahn- und Verfolgungssymptomatik beitragen. So kann die Vermeidung von belastenden Situationen zum totalen Rückzug aus der sozialen Welt und zum Abbruch zwischenmenschlicher Beziehungen führen.

Im Hinblick auf das Krankheitsverhalten, auf erprobte erfolgreiche und weniger erfolgreiche Modelle ist es von großer Bedeutung, die Kranken nach Ausbruch des Vollbildes der Psychose über ihre Bewältigungsansätze in der Vorphase zu befragen, erfolgreiche Behandlungsmodelle anzubieten und Irrwege mit ihnen durchzusprechen und zu ihrer Vermeidung beizutragen. Für die Kranken ist es wichtig, dass ihnen bewusst wird, dass sie bereits vor dem Ausbruch der Psychose in der Prodromalphase die Auseinandersetzung mit der Krankheit begonnen haben. Das Bewusstsein, dass sie selbst es waren, die die Auseinandersetzung geleistet haben, kann zu ihrem Selbstbewusstsein beitragen und ihnen helfen, das Ringen um die künftige Bewältigung der Krankheit aufzunehmen. Gerade der Rückgriff auf etwas Erlebtes, das sie den Therapeutinnen und Therapeuten voraus haben, ist wichtig. Die eigene Erfahrung, dass es möglich ist, mit der Verletzlichkeit und den Symptomen in konstruktiver Weise umzugehen, mindert das Gefühl des Ausgeliefertseins gegenüber der Krankheit.

Bewältigungsansätze im Vorfeld

Noch etwas anderes ist von Bedeutung. Nach heutigem Verständnis hat die schizophrene Psychose tief greifende Konsequenzen für das weitere Leben der Kranken. Wenn es sich nicht um eine vorübergehende kurze Episode handelt, wird sie den weiteren Lebenslauf beeinflussen. Das geschieht in der Weise, dass das Leben in Zukunft für sie schwieriger zu bewältigen sein wird als das vorher der Fall gewesen ist. Nach heutigen Vorstellungen mindert sich das allgemeine psychosoziale Funktionsniveau. Kranke erreichen selten wieder die volle Leistungsfähigkeit, die sie vorher gehabt haben. Wenn sie als Heranwachsende von der Psychose betroffen sind, werden sie mit einiger Wahrscheinlichkeit nicht das psychosoziale Niveau erreichen, das zu erwarten gewesen wäre und – das ist von größerer Bedeutung – das sie selbst in ihrer Lebensplanung angestrebt haben.

Unter diesem Aspekt gewinnt das Ringen um Bewältigung in der Vorphase eine völlig neue Dimension: Die Kranken lernen ein für ihre ganze Zukunft wichtiges Verhalten der Auseinandersetzung mit ihrer verminderten Leistungsfähigkeit, ohne dass sie von ihrer Krankheit wissen und ohne dass sie mit einer Diagnose belastet sind. Dies kann gerade bei solchen Schizophreniekranken von großer Bedeutung sein, die bis dahin sowohl in intellektueller wie in psychosozialer Hinsicht ein mehr oder weniger unproblematisches Leben geführt haben – Kranke z. B., die in der Schule nie Schwierigkeiten gehabt haben, Kranke, die in Familie und Freundeskreis ohne größere Probleme zurechtgekommen sind. Sie lernen es in dieser Vorphase der Krankheit, sich mit Problemen auseinander zu setzen, die sie bis dahin nicht gekannt haben, Alleinsein auszuhalten, Niederlagen in der Schule oder im Beruf hinzunehmen, Konzentrationsstörungen auszuhalten und zu bewältigen, Leistungsdefizite zu überspielen und gegebenenfalls in einen geschützten Raum auszuweichen, in den sie niemanden Einblick nehmen lassen.

Es ist ein Unterschied, ob sie dies vor der Diagnose aus eigenem Antrieb und eigener Not heraus tun oder ob sie dies später unter der Wucht des Vollbildes der Psychose, der Diagnose, der Behandlung und deren Konsequenzen tun müssen. Die vorweggenommene Bewältigung im Prodromalstadium kann somit auch positiv gesehen werden. Auch wenn man die Vorstellung haben kann, es wäre dennoch besser gewesen, früher gezielt zu behandeln, sollte man diese Seite des vorweggenommenen konstruktiven Krankheitsverhaltens nicht übersehen.

Das ist die optimistische Sichtweise. Die Wirklichkeit ist oft anders. Die Vorphase der schizophrenen Psychose kann auch zur Leidensgeschichte unablässigen Scheiterns werden. Wenn die Versuche, die wahrgenommenen Veränderungen des Erlebens und Verhaltens zu meistern, misslingen. Das gilt vor allem, wenn das Handeln und das Wollen im BLEULERschen Sinne beeinträchtigt sind. Der Druck und das Unverständnis von Seiten der Familie, der Freunde und der Arbeitswelt kann unerträglich werden. Gereiztheit, zunehmende Spannungen und der Abbruch wichtiger Beziehungen ist eher typisch als untypisch. Schulabbruch, Rückschläge im Studium, Verlust der Arbeit kommen hinzu. Untaugliche Selbstbehandlungsversuche mit Psychostimulantien, Cannabis oder Alkohol verschärfen die Krise. Das ist nicht selten der Zeitpunkt, zu dem angesichts des erlebten psychosozialen Drucks manifeste psychotische Symptome sichtbar werden, die dann günstigenfalls zur Diagnose und zur Behandlung führen.

Schlussbemerkungen

Am Ende stehen wir vor einem Dilemma. Einerseits sind wir überzeugt davon, dass die Frühintervention bei schizophrenen Psychosen richtig und wichtig ist. Andererseits bestehen schier unüberwindliche Schwierigkeiten, die Diagnose im Vorfeld der beginnenden akuten Psychose zu stellen. Fast immer vergehen Jahre zwischen dem Einsetzen der ersten Veränderungen, die man im Nachhinein als Beginn der Erkrankung identifiziert und der ersten gezielten Behandlung der psychotischen Störung. Darin werden die aktuellen Forschungen zur Frühdiagnose schizophrener Erkrankungen in absehbarer Zeit nichts ändern. Ihre Ergebnisse mögen geeignet sein, die Diagnose in Einzelfällen früher zu stellen als bislang. In der Regel aber sind die Vor- und Frühsymptome, sind die Verhaltens- und Erlebensänderungen betroffener Heranwachsender so unspezifisch und so verbreitet, dass sie im Allgemeinen als Ausdruck pubertärer Anpassungskrisen verstanden werden – und das in der Regel auch sind. Es heißt, dass Verhaltens- und Erlebensauffälligkeiten, die auch als Vorboten schizophrener Symptome verstanden werden können, bei zwei Fünftel aller Heranwachsenden auftreten. Dies zu wissen, ist auch wichtig, weil Angehörige, Hausärzte und Lehrer sich nicht selten Vorwürfe machen, sie hätten die beginnende Psychose nicht rechtzeitig erkannt.

Im Übrigen ist offen, ob die Behandlung beim Verdacht auf eine beginnende Psychose ohne manifeste psychotische Symptome sich wesentlich anders gestalten sollte, als der Umgang mit mutmaßlich gesunden Jugendlichen in der Phase des Erwachsenwerdens: Geduld, Verständnis, Unterstützung, Hilfe bei konkreten Schwierigkeiten sind in jedem Fall richtig und wichtig. Verständnisvolle psychotherapeutische Begleitung kann in kritischen Phasen sinnvoll sein. Neuroleptika-Behandlung bei ungesicherter Diagnose und fehlenden eindeutigen psychotischen Symptomen kommt allenfalls zur Differenzialdiagnose in Betracht. Als Therapie ist sie über die Maßen problematisch und entsprechend umstritten. Führt ihr versuchsweiser Einsatz zu einer deutlichen Verbesserung des Befindens und des Verhaltens, kann dies eine wichtige Hilfe zur Diagnosesicherung bei unklaren Symptomen sein. Dann kann die Neuroleptikabehandlung in möglichst niedriger Dosierung durchaus auch indiziert sein.

In den letzten Jahren hat sich unser Wissen über Frühdiagnostik und Frühintervention als Ergebnis neuerer Forschungen erheblich erweitert. Vieles ist noch in Fluss. Dazu gehört auch die Frage, wann und unter welchen Umständen mit Medikamenten behandelt werden soll. Von Bedeutung ist die Einrichtung spezialisierter Zentren, die sich Frühdiagnostik, Frühbehandlung und Forschung zur Aufgabe gemacht haben. Diese gibt es nicht in allen psychiatrischen Kliniken und Polikliniken. Wenn jedoch ein abklärungsbedürftiger Zustand besteht, der vor Ort durch Hausärzte und psychiatrische Dienste nicht geleistet werden kann, ist es durchaus möglich, an einem solchen Zentrum Rat zu suchen.

Angehörige, die den Eindruck gewinnen, ihr Kind habe sich in einer Weise verändert, die normalpsychologisch nicht zu erklären ist, sei geraten, sich zunächst vertrauensvoll an ihren Hausarzt zu wenden und sich gegebenenfalls von diesem an einen fachpsychiatrischen Dienst überweisen zu lassen und dort, zunächst ohne das Kind (den Heranwachsenden) der Belastung einer psychiatrischen Untersuchung auszusetzen, über die Art der Veränderungen und die Zeichen zu berichten, die sie als möglicherweise krankhaft oder als nicht »normal« erleben.

Eine Bemerkung zum Schluss: Eine neuere Untersuchung aus der Gruppe um Nancy ANDREASEN (Ho 2000) stellt fest, dass die Dauer der nichtbehandelten Psychose sich nicht negativ auf den weiteren Verlauf auswirkt. Diese Ergebnisse sind vorläufig. Sie mögen im Einzelfall trösten. Sie ändern aber nichts daran, dass die Psychose wegen ihrer psychosozialen Konsequenzen so früh wie möglich entdeckt und behandelt werden sollte.

5 Die akute Psychose. Zeit der Krise

In der Theorie ist die Behandlung der akuten Psychose einfach. Eine akute schizophrene Psychose könne jeder behandeln, habe ich in meiner Zeit als Chef eine psychiatrischen Landeskrankenhauses immer wieder gegenüber meinen Universitätskollegen betont. Gemeint war allerdings: im Vergleich zur chronisch rezidivierenden Verlaufsform, um die sich Akutkliniken oft nur widerwillig kümmern. Außerdem unterscheidet die Theorie sich, wie wir alle wissen, in vieler Hinsicht von der Praxis, vom psychiatrischen Alltag.

Die Behandlung der Kranken

Medikamente

Im Alltag ist die akute schizophrene Psychose die Domäne der Medikamentenbehandlung. Neben dem selbstverständlichen Angebot eines beruhigenden und entängstigenden Milieus und der psychologisch-psychotherapeutischen Stützung und Führung hat die Neuroleptika-Behandlung in der akuten Psychose Vorrang. Das gilt in besonderer Weise, wenn die produktive Symptomatik mit Angst, formalen und inhaltlichen Denkstörungen – Wahn –, Halluzinationen und psychomotorischer Erregung im Vordergrund steht. Das gilt aber auch beim Überwiegen von affektiven Störungen und negativen Symptomen mit Verminderung des Antriebs, Apathie und sozialem Rückzug sowie bei Störungen des Wollens und des Handelns. Bei Letzteren ist allerdings nichts mehr einfach.

Neuroleptika wirken – insbesondere bei Ersterkrankungen – im frühen Stadium recht zuverlässig auf die produktiven Symptome. Unter ihrer Einwirkung verschwindet als Erstes die Angst, später allmählich die Halluzinationen und die Störungen des Denkens. Die Wahngewissheit schwindet. Der Rückkehr in die Realität der Lebenwelt der gesunden Anderen wird der Weg gebahnt.

Dies ist das Feld, wo Neuroleptika bei richtiger Anwendung ohne jeden Zweifel segensreich wirken und jeder anderen Behandlungsmethode überlegen sind. Richtige Anwendung bedeutet: Angemessene (niedrige) Anfangsdosierung, Ausbalancierung von Wirkungen und Nebenwirkungen sowie Absprache und Aussprache mit den Kranken darüber, wo immer möglich. Richtige Anwendung bedeutet nicht, die Symptome der Krankheit möglichst rasch mit möglichst hohem Medikamenteneinsatz wegzudrücken. Die Symptome sind Zeichen der Krankheit. Daran sei noch einmal erinnert. Sie sind nicht die Krankheit selbst. Durch die Behandlung der Krankheitssymptome werden die Kranken in die Lage versetzt, sich mit der Psychose, wie sie sie erleben und wie sie sie beeinträchtigt, auseinander zu setzen und sie im günstigen Fall zu bewältigen.

Daraus lässt sich ableiten, dass Medikamentenbehandlung sich nicht in der schematischen Verabreichung einer chemisch wirksamen Substanz mit dem Ziel des Ausgleichs der Neurotransmitterbalance erschöpft. Sie ist vielmehr ein komplexer therapeutischer Ansatz, in den psychotherapeutische und soziodynamische Elemente von Anfang an unauflöslich eingebunden sind.

In dieser Phase der Behandlung entscheidet sich häufig die künftige Grundeinstellung der Kranken zur Psychiatrie, zu den Möglichkeiten der Medikamentenbehandlung, zu spezifischen Substanzen und – das ist das Wichtigste – zur Krankheit selbst. Sie ist von entscheidender Bedeutung dafür, ob die Kranken sich der Psychose hilflos ausgeliefert fühlen oder ob sie sie als etwas begreifen, dem sie sich stellen können und müssen, mit dem sie sich aktiv auseinander setzen können und das sie allein oder mit fremder Hilfe ganz oder teilweise bewältigen und überwinden können. Wir wissen auch, dass negative Erfahrungen mit Neuroleptika in dieser Phase prägend sind.

Zuwendung

Wer in der akuten Phase der Ersterkrankung die therapeutische Zuwendung von Pflegern und Schwestern, Ärztinnen und Ärzten positiv erlebt hat, wer in dieser Zeit gespürt hat, wie die Medikamente dazu beigetragen haben, ihn zunächst zu entängstigen, dann das psychotische Erleben mehr und mehr zu kontrollieren und später, sich davon zu distanzieren, wird die Krankheit und die Psychiatrie ganz anders betrachten als jemand, der von vornherein als unmündiger, unselbstständiger Patient ohne entsprechende stützende und vermittelnde Zuwendung mit hohen Dosen von Medikamenten »beruhigt« worden ist, ohne dass er viel gefragt wurde.

Solche Patientinnen und Patienten berichten in der Rückschau nicht selten davon, dass die Medikamente für sie schlimmer waren als die Krankheit. Sie berichten über quälende Nebenwirkungen, über denen sie die ängstigenden und bedrückenden Krankheitssymptome gar nicht mehr gespürt haben – also auch deren Rückgang unter der Medikamenteneinwirkung nicht. Sie sind diejenigen Kranken, die später erzählen werden, die Behandlung sei schlimmer als die Krankheit gewesen. Es ist leicht einzusehen, dass die negative Haltung, die sich aus dieser Erfahrung entwickelt, ein erheblicher komplizierender Faktor für den weiteren Krankheitsverlauf ist. Bei diesen Patienten ist kaum damit zu rechnen, dass sie sich zu einer regelmäßigen rückfallprophylaktischen Medikation bereitfinden – eher schon, dass sie die Neuroleptika absetzen, sobald sie aus der Klinik entlassen worden sind.

Frühes Einbeziehen der Kranken

Bei diesen Patienten ist aber auch kaum zu erwarten, dass sie die Haltung der beteiligten Therapeutinnen und Therapeuten ihnen gegenüber als verständnisvoll erlebt haben.

Was bedeutet das für die Praxis? Es bedeutet, dass wir versuchen müssen, die Psychosekranken von dem Augenblick an, in dem sie sich in unsere Behandlung begeben – oder in diese gebracht werden – wo immer möglich in die Gestaltung ihrer Behandlung einbeziehen, die von uns geplanten und veranlassten Maßnahmen erklären und die Zustimmung der Kranken dafür einholen. Es bedeutet aber auch, dass wir vor allem bei krankheitsunerfahrenen Patientinnen und Patienten vom ersten Augenblick an versuchen müssen, eine möglichst schonende Form der medikamentösen Intervention zu praktizieren. Gehen wir vom psychopathologischen Bild aus, ist dieses, außer im akuten psychomotorischen Erregungszustand, fast immer möglich.

Die früher übliche Praxis, bei der Aufnahme mehr oder weniger undifferenziert hochpotente und niederpotente Neuroleptika – beispielsweise Haloperidol und Neurocil –, hochdosiert zu verabreichen, um für Ruhe zu sorgen, sollte überwunden sein. Wenn eine entängstigende, beruhigende

Medikation initial erforderlich ist, so kann sie neben der Verabreichung eines hochpotenten Neuroleptikums genauso wirksam, aber sehr viel schonender durch Tranquilizer vom Benzodiazepin-Typ herbeigeführt werden, etwa durch Diazepam, (Valium) oder Lorazepam (Tavor, Temesta), die beide auch injiziert werden können.

Zeit

Was bei der Depressionsbehandlung als Selbstverständlichkeit gilt, was Medizinstudentinnen und -studenten bereits in der ersten Psychiatrievorlesung lernen, scheint im Hinblick auf die Schizophrenietherapie bislang nicht ausreichend zur Kenntnis genommen worden zu sein: Neuroleptikabehandlung braucht Zeit. Nur die Sedierung ist rasch erreichbar. Alle anderen Symptome mildern sich günstigenfalls nach – mehreren – Tagen. Zurückbilden werden sie sich erst nach Wochen. Diese Phase des geduldigen Wartens lässt sich nicht durch höhere Medikamentendosen verkürzen. Dagegen ist sie anderweitig sehr gut therapeutisch nutzbar. Wenn die Angst nachlässt, wenn die Kranken sich ihren Symptomen und ihrem entfremdeten Erleben nicht mehr im vollen Umfang ausgeliefert fühlen, ist der richtige Zeitpunkt für das Gespräch über die Krankheit da.

Das gilt vor allem, wenn eine Ersterkrankung vorliegt. Dann müssen wir davon ausgehen, dass die Betroffenen bis dahin kaum eine Chance gehabt haben, wahrzunehmen, dass das, worunter sie leiden, eine der medizinischen Behandlung zugängliche Krankheit ist. Im Gegenteil, wir können es als recht wahrscheinlich annehmen, dass sie sich bis dahin von etwas überwältigt fühlten, das sie ihrem »Wesen«, ihrem Herkunft und Erziehung vermittelten Erleben und Bewusstsein entfremdet hat, das massiv in ihre Lebenswelt eingebrochen ist und sie ratlos gemacht hat. Wir nennen das fehlende Krankheitseinsicht. Aber dieser Begriff ist, so richtig er »objektiv« – also in der Außenschau – auch erscheinen mag, unzulänglich und unangemessen. Die Psychose befällt genau jene Fähigkeiten des Menschen, die es ihm erlauben, seiner selbst und seiner Stellung in der Welt gewiss zu sein – gegenüber anderen Menschen wie gegenüber sich selbst. Mit anderen Worten: Es sind Qualitäten erkrankt, die es ihm in gesunden Tagen erlauben würden, zu erkennen, dass er krank ist. Deshalb drängt es sich auf, dieses scheinbare Paradox aufzulösen, sobald der Zustand der Kranken das möglich macht.

Erfahrung der Krise

Dies ist in jener Phase der Fall, in der die Psychose die Kranken nicht mehr überwältigt, in der sie ihren Zugriff aber noch in aller Deutlichkeit spüren. Es ist in mancher Hinsicht ähnlich wie in der Krisenintervention. Die Erfahrung der Krise macht die Patientinnen und Patienten therapeutisch zugänglicher als sie dies in »normalen« Lebenssituationen sind. Die Erschütterung durch die Psychose, das Nicht-sicher-Sein, ob eine Wahrnehmung, eine Idee, eine Beobachtung »real« ist, ob sie real sein kann oder nicht, macht es den Psychosekranken erst möglich, den erlebten psychotischen Krankheitszustand als »fremd«, als aufgezwungen, als »nicht normal«, zuletzt auch als Krankheit zu erleben, einzuordnen und zu begreifen. Dies ist bereits kognitiv ein schwieriger Prozess.

Das ist es aber nicht allein. Eine erfolgreiche Bewältigung ist mit der Erkenntnis verbunden, dass man psychisch krank ist. Das wiederum bedeutet eine zweite ganz reale Erschütterung der eigenen psychosozialen Identität. Man muss sich selbst gegenüber zugeben, dass man an einer Krankheit leidet, die mannigfachen gesellschaftlichen Vorbehalten unterworfen ist, die stigmatisiert ist – und zwar nicht mit Vorurteilen und Vorbehalten, die man so einfach zurückweisen kann, sondern die man in gesunden Tagen selbst geteilt hat, die man bei Licht betrachtet auch jetzt noch teilt. Mit anderen Worten, das Selbstbild nimmt Schaden. Nachdem die eigene Identität bereits durch die Psychose in hohem Maße verletzlich geworden ist, wird sie nunmehr durch das erlebte und geteilte soziale Stigma zusätzlich beschädigt.

Psychoedukation

Betrachtet man alles dies zusammen, so ist die Erkenntnis unausweichlich, dass Therapeuten und Patienten in dieser Phase der Erkrankung mit einer gewaltigen Aufgabe konfrontiert sind. Diese fällt auch dann nicht in sich zusammen, wenn die psychotische Symptomatik sich unter der Medikamentenbehandlung zurückbildet und die Psychose scheinbar folgenlos ausheilt. Man muss in diesem Zusammenhang »scheinbar« sagen, denn die Erschütterung durch das Erlebnis der Psychose bleibt in jedem Fall. Betrachtet man die therapeutischen Aufgaben im Einzelnen, so kann man folgende Schritte unterscheiden:

- Klärende Unterstützung bei der Suche nach einer verlässlichen Wahrnehmung der eigenen Wirklichkeit.
- Hilfe bei der Abtastung der jeweiligen Position und des jeweiligen Erlebens zwischen eigener Wirklichkeit und der der anderen.
- Fortwährende Klärung, worum es sich bei den erlebten oder wahrgenommenen Einzelphänomenen handelt und worum nicht: Angst, Wahn, Halluzinationen, Apathie. Benennung dieser Phänomene mit umgangssprachlichen und mit medizinischen Begriffen.
- Klärung und Aufklärung, dass es sich dabei um Krankhaftes gehandelt hat bzw. immer noch handelt und dass dieses Krankhafte beschreibbar ist.
- Benennung der Krankheit; schonende Aufklärung über die Diagnose; allgemeine schonende, aber umfangreiche Aufklärung über die Art der Erkrankung, ihre Einordnung in den Bereich der psychischen Störungen, ihre möglichen Verlaufsformen, ihre Prognose, die therapeutischen Möglichkeiten und die Chance, durch aktive Auseinandersetzung selbst auf den Verlauf einzuwirken.

Aufklärung über die Diagnose heißt auch, dass das Wort Schizophrenie, schizophrene Psychose oder Psychose aus dem schizophrenen Formenkreis irgendwann fallen muss. Für den Alltag reicht es, von psychischer Störung oder von Psychose zu sprechen. Aber der Schrecken, den die Benennung der Krankheit als Schizophrenie immer noch auslöst, darf kein Grund sein, den Kranken die wissenschaftliche Bezeichnung ihrer Störung auf Dauer vorzuenthalten, zumal sie sie irgendwann doch erfahren und dann womöglich unter brutalen Umständen. Das bedeutet aber nicht, dass die Aufklärung während der akuten floriden Psychose gleichsam gegen den Willen des widerstrebenden Patienten erfolgen darf.

Dies sind Schritte der Aufklärung, die man heute unter der Überschrift »Psychoinformation« oder »Psychoedukation« zusammenfasst. Sie sind verständlicherweise keine Angelegenheit einer einzelnen therapeutischen Sitzung. Sie bedürfen der Geduld, des Fingerspitzengefühls, der Empathie und: sie müssen vor allen Dingen viele Male wiederholt werden.

In diesen Rahmen gehört auch die Grundlegung für die Stigmabewältigung, das Stigmamanagement im Sinne GOFFMANS. Es sei hier gesondert genannt, weil das Stimga für viele psychosekranke Patientinnen und Patienten zu einer zweiten Krankheit wird, nicht selten mit so niederdrückenden

Folgen, dass die Auseinandersetzung mit der Psychose selbst davon in hohem Maße beeinträchtigt wird. Das Stigmamanagement kann für viele Kranke zur entscheidenden eigenständigen therapeutischen Maßnahme werden (vgl. FINZEN 2001: Psychose und Stigma).

Psychotherapie

All das ist im weiteren Sinne Psychotherapie. Das mag diejenigen überraschen, die unter Psychotherapie ein systematisches Verfahren auf dem Hintergrund eines geschlossenen theoretischen Konzeptes und definierter Behandlungstechniken begreifen. Aber dieses Vorgehen entspricht der Definition Hans STROTZKAS (1975) von Psychotherapie, die in einer Stellungnahme der Deutschen Gesellschaft für Psychotherapeutische Medizin als »nach wie vor gültig« bezeichnet wird:

»Psychotherapie ist ein bewusster und geplanter interaktionärer Prozess zur Beeinflussung von Verhaltensstörungen und Leidenszuständen, die in einem Konsensus (möglichst zwischen Patient, Therapeut und Bezugsgruppe) für behandlungsbedürftig gehalten werden, mit psychologischen Mitteln (durch Kommunikation) meist verbal, aber auch averbal in Richtung auf ein definiertes, nach Möglichkeit gemeinsam erarbeitetes Ziel (Symptomminimalisierung) und/oder Strukturänderung der Persönlichkeit) mittels lehrbarer Techniken auf der Basis einer Theorie des normalen und pathologischen Verhaltens. In der Regel ist dazu eine tragfähige emotionale Bindung notwendig.«

Auf dem Hintergrund dieser Definition (die trotz reichlicher Fremdwörtern verständlich sein sollte), wird allerdings deutlich, dass zum psychotherapeutischen Umgang mit Psychosekranken in der initialen Besserungsphase sowohl im Hinblick auf die Theorie wie im Hinblick auf die Praxis doch einiges an Nachdenken ansteht. Während der akuten Psychose ist es entscheidend, dass ganz einfache Formen psychotherapeutischer Betreuung und Begleitung im Vordergrund stehen: Zuhören, gut Zureden, Beruhigung, Zuwendung, Trost, Unterstützung bei der Suche nach Realität und Abgrenzung.

Milieutherapie

In der Begleitung von Kranken und ihren Angehörigen überschneiden sich psychotherapeutische und soziotherapeutische Ansätze. In der Tat haben

Pharmakotherapie und Psychotherapie, wie oben geschildert, in der Akutphase gegenüber spezifischen soziotherapeutischen Maßnahmen den Vorrang. Das bedeutet nicht, dass der soziotherapeutische Zugang im Sinne der Gestaltung des therapeutischen Milieus in dieser Phase ohne Bedeutung ist. Soziotherapie konzentriert sich in dieser Phase vor allem auf das Angebot eines schonenden, beruhigenden, klar strukturierten menschenwürdigen Behandlungsmilieus.

Ein solches Milieu soll dadurch gekennzeichnet sein, dass unnötige soziale Belastungen von den Kranken ferngehalten werden, dass sie in sozialen Anforderungen nicht überfordert werden, dass die Bearbeitung von Alltagskonflikten zurückgestellt wird, dass sozialer Rückzug bis zu einem gewissen Grade und für eine begrenzte Zeit erlaubt und sogar erwünscht ist, dass die Anforderungen an das Alltagsleben auf einer psychiatrischen Akutstation möglichst wenig widersprüchlich und klar verständlich sind.

Das bedeutet auch, dass möglichst wenige unterschiedliche Mitarbeiter an einem Patienten oder einer Patientin herumtherapieren sollten. Ein behandelnder Arzt soll verantwortlich sein, ein Bezugspfleger oder eine Bezugsschwester soll ihn gemeinsam und in Absprache mit diesem Arzt oder dieser Ärztin betreuen. Therapeutische Entscheidungen sollen im Konsens zwischen den Kranken und den Therapeuten erarbeitet werden.

Das bedeutet nicht, dass es in einem solchen therapeutischen Milieu keine Hausordnung und keinen geregelten Tagesablauf geben soll. Im Gegenteil, die Klarheit der Strukturen verlangt das. Aber anders als im restriktiven Milieu der guten alten psychiatrischen Überwachungsstation, ist es möglich, individuelle Lösungen mit den Kranken zu finden, in denen festgestellt wird: In der Regel steht man hier um sieben Uhr morgens auf, frühstückt um acht und geht um neun in die Beschäftigungstherapie.

Aber im Einzelfall kann es sein, dass jemand zu krank, zu verletzlich, zu schonungsbedürftig ist, um sich zum gegebenen Zeitpunkt diesen Regeln und diesen Pflichten zu unterwerfen. Die Deklaration der Ausnahme zur Regel gehört zum Transparentmachen eines strukturierten Milieus. Während des therapeutischen Fortschrittes im weiteren Verlauf gehört die Fähigkeit, sich den Regeln zu unterwerfen, resp. ihre Einhaltung zu bewältigen zu den äußeren Zeichen der Besserung. Zugleich vermitteln die Strukturen des Stationsmilieus Hilfe bei der Gestaltung der inneren Ordnung von Gefühlen und Verhalten.

Keine Alternativen

Zu diesem Konzept der integrierten Behandlung schizophrener Psychosen gibt es keine Alternativen. Es gibt keine ursächliche Psychotherapie der Psychosen, auch wenn dies eine verbreitete Volksmeinung ist. Es gibt auch keine milieutherapeutischen Ansätze, die in verantwortbarer Weise regelmäßig auf Psychopharmaka verzichten können. Auch die Soteria Bern, die in den letzten Jahren von sich reden gemacht hat, ist keine allgemein gültige Alternative. Es handelt sich dabei um ein Modellprojekt, das zunächst als Forschungseinheit entstanden war. In der Soteria wurden und werden ausgewählte Patienten behandelt: Ersterkrankte, die freiwillig in Behandlung kommen. Während der Behandlungsphase werden tatsächlich weniger Medikamente eingesetzt als im konventionellen psychiatrischen Rahmen. Aber ganz auf Medikamente verzichten können auch die Therapeutinnen und Therapeuten dieses Modellprojektes entgegen ihren ursprünglichen Vorstellungen nicht. Insbesondere im Hinblick auf die längerzeitige Behandlung setzen sie sehr wohl Neuroleptika ein.

Für die Verminderung der Medikamentendosis zahlen sie einen hohen Preis. Die Verweildauer in der Soteria ist etwa doppelt so lange wie im konventionellen psychiatrischen Rahmen. Ob das erstrebenswert ist, ob das für den weiteren Behandlungsverlauf günstig ist, darf zumindest gefragt werden. Gefragt werden darf auch, ob das Durchleiden der Psychose und der Verzicht auf Medikamente in der Anfangsphase die positive Wirkung hat, die sich die Träger des Projektes davon versprechen. Uneingeschränkt positiv zugunsten des Soteria-Konzeptes können nur Antworten von Menschen ausfallen, die Medikamente unter allen Voraussetzungen für schädlich halten. Die sind unter Fachleuten die Ausnahme. Aber auch unter den Patienten und Patientinnen mit Psychosen aus dem schizophrenen Formenkreis stellen sie eine Minderheit dar.

Die Begleitung der Angehörigen

Parallel zur psychotherapeutischen Arbeit mit den Kranken vollzieht sich die Begleitung der Angehörigen. Diese hat im Ablauf mannigfache Ähnlichkeit mit der Begleitung der Kranken. Der entscheidende Unterschied: In der Regel sind die Angehörigen in der Auseinandersetzung mit der Situation nicht durch psychotische Symptome beeinträchtigt. Sie sind dennoch häufig in hohem Maße verstört. Allerdings sollte auch die Komplikation durch psychotische Symptome bei Angehörigen nicht ganz außer Betracht gelassen werden. In jeder zehnten Familie müssen wir damit rechnen, dass ein Elternteil selbst von einer Psychose betroffen ist oder betroffen war.

Am Anfang Ratlosigkeit

Für die Angehörigen gilt das Gleiche wie für die Patientinnen und Patienten selbst. Die Ratlosigkeit ob der Situation ist die Gleiche. Sie haben erlebt, wie ihr Kind, ihr Bruder ihre Schwester oder ihr Partner sich verändert haben, wie vertraute Beziehungen ihnen fremd wurden, ohne dass sie das nachvollziehen konnten. Sie haben neben den Verhaltensänderungen veränderte emotionale Reaktionen erlebt, die sie nicht verstanden. Sie sind in Konflikte geraten, die sie nach Jahrzehnten des Zusammenlebens nicht erwartet hätten und schon deshalb unbegreiflich fanden.

Sie haben schließlich die Zuspitzung miterlebt, die offenbar gemacht hat, dass es sich nicht um eine »normale« Krise gehandelt hat, sondern um etwas, was man in der Alltagssprache Nervenzusammenbruch nennt: Nicht nachvollziehbare soziale Auffälligkeit in der Öffentlichkeit; aggressive, ebenfalls nicht nachvollziehbare Auseinandersetzungen in der Familie aus nichtigem Anlass, Anschuldigungen, die aus Sicht der Angehörigen gegenstandslos waren; völliger emotionaler Rückzug mit Sprachlosigkeit, Vernachlässigung der körperlichen Pflege, Verwahrlosung, Verweigerung von Essen, im Extremfall auch von Trinken; in mehr als Einzelfällen Versuche, sich das Leben zu nehmen.

Die Erkenntnis, dass es sich bei dem Unbegreiflichen um Zeichen einer psychischen Störung handelt, mag für viele Angehörige eine Entlastung sein. Aber das ist nur die eine Seite. Der Schrecken darüber, was das für die Zukunft bedeutet, folgt auf dem Fuß. Dazu kommt, dass die erste Zuweisung zur psychiatrischen Behandlung allzu oft nicht die Folge der Einsicht des Kranken selbst ist, dass er medizinische Hilfe braucht, sondern die Folge einer krisenhaften Zuspitzung, die das Handeln von Seiten der Angehörigen oder der Polizei zwingend macht.

Die Frage nach Schuld

Der Beginn fachlicher Hilfe als Zwangsmaßnahme ist für alle Beteiligten mehr als problematisch. Die Angehörigen müssen sich fragen, ob das wirklich unvermeidbar war, ob sie nicht in anderer Weise schonender hätten intervenieren können, ob sie vielleicht vorschnell gehandelt haben. Sie müssen mit Schuldvorwürfen von Seiten der Kranken rechnen und diese bewältigen. Viel schlimmer ist die Konfrontation mit der Frage, was bedeutet diese Krankheit, woher kommt sie, welche Ursachen hat sie, wer ist dafür verantwortlich, wer ist schuld? Noch vor wenigen Jahrzehnten war auch die Antwort der Fachleute klar: Wir wissen zwar nicht, was die Ursache der Psychosen aus dem schizophrenen Formenkreist ist. Wir nehmen jedoch mit guten Gründen an, dass sie ihre Wurzeln in einer Fehlentwicklung in der frühen Kindheit hat, die die Eltern, insbesondere die nächste Bezugsperson, die Mutter zu verantworten hat. Das ist falsch.

Aber diese Vorstellung ist nach hundert Jahren psychoanalytischen Denkens als Kulturgut tief in uns verwurzelt. Insbesondere wenn die Persönlichkeitsentwicklung an der Schwelle zum Erwachsenenalter oder bei jungen Erwachsenen in eine Katastrophe mündet, neigt die öffentliche Meinung, neigt die Kultur dazu, die Schuld daran in der Kindheitsentwicklung zu suchen: jemand hat eine schlechte Kindheit gehabt, heißt es ganz selbstverständlich in der Gerichtsverhandlung, wenn jemand straffällig geworden ist; und dafür gibt es ebenso selbstverständlich mildernde Umstände. Wenn jemand wegen dieser »schlechten« Kindheit kriminell wird, warum dann nicht auch psychisch krank?

Nun soll hier überhaupt nicht bestritten werden, dass die Art und Weise, wie jemand seine Kindheit erlebt, wie er aufwächst, nachhaltigen Einfluss darauf hat, wie er später lebt und wie er sein Leben bewältigt. Er nimmt seine mannigfachen Befähigungen aus der Kindheit mit ins Erwachsenenleben. Ebenso sind die Wurzeln mannigfacher Defizite in der psychosozialen Entwicklung zu suchen. Aber angesichts einer Krankheit, deren Ursachen wir immer noch nicht kennen, und deren Basis wir heute mehr in einer konstitutionellen Verletzlichkeit vermuten als in einer primär psychischen, ist es unsinnig, die Schuld für die Entstehung bei einzelnen Situationen oder gar bei bestimmten Personen zu suchen.

Dies klarzustellen, ist ein wesentlicher Teil der Begleitung der Angehörigen. Das Bedürfnis nach Erklärung ist unstillbar. Die immer noch übliche einfache Erklärung von Freunden, Mitgliedern der weiteren Familie, Nachbarn und Arbeitskollegen lässt nicht lange auf sich warten: Das müsse doch an der Erziehung liegen, die zu nachsichtig oder zu streng gewesen sei. Das müsse seine Ursache doch im Familienklima haben, von dem man ja wisse, dass es mies sei, im Alkoholismus des Vaters, der Leichtlebigkeit oder der herben Persönlichkeit der Mutter, oder worin immer sonst.

Therapeutinnen und Therapeuten sollten sich jeder Spekulation über eine mögliche Mitverantwortung der Familie auch für die Auslösung der Erkrankung enthalten. Sie können nicht in das Binnenleben einer Familie in der Vorphase der Psychose hineinschauen. Sie sollten sich Rechenschaft darüber ablegen, wie sie selbst sich verhalten würden, wenn sie mit einem Familienmitglied zusammenleben müssten, dass sich in seinem Verhalten und seinem Erleben verändert und von dem sie nicht wissen, dass sich eine psychotische Erkrankung zusammenbraut. Es ist selbstverständlich, dass eine solche Entwicklung das Zusammenleben aller Beteiligten verändert; und es ist fast selbstverständlich, dass diese Veränderung nicht zu einer Harmonisierung der Beziehungen führt, sondern dass die Versuche, eine nicht begreifbare Situation zu bewältigen, zwangsläufig untaugliche Problemlösungsversuche zur Folge haben müssen.

Angehörige brauchen Verständnis

Angesichts einer solchen Situation brauchen Angehörige Verständnis, Geduld und Rat – in dieser Reihenfolge. Wenn ein Familienmitglied akut psychotisch erkrankt, ist dies jenseits aller Aufregung erklärungsbedürftig; und für die Erklärung zuständig sind die Therapeutinnen und Therapeuten des erkrankten Familienmitglieds. Es mag sein, dass der Augenblick der Einweisung in die Klinik ein ungeeigneter Augenblick für die Betreuung der Angehörigen ist, je dramatischer die Situation, desto ungeeigneter.

Aber das darf nicht dazu führen, dass Angehörige in dieser Situation massiv zurückgewiesen und verletzt werden. Eine erste Erklärung muss sein, Zeit für begütigende und beruhigende Unterstützung allemal. Die Einweisungssituation ist in der Tat nicht der Augenblick für eine umfassende Aufklärung. In ihr gilt es zunächst einmal, Informationen über die Kranken, über ihre Entwicklung, über die Vorgeschichte der Krankheit einzuholen.

Aber im Rahmen der Erhebung der Fremdanamnese kann man den Angehörigen ohne Mühe vermitteln, wie wichtig ihre Informationen für die Behandlung sind. Man kann ihnen auch übermitteln, dass Behandlung möglich ist, dass der gegenwärtige Zustand nichts über die Prognose aussagt, dass man sich Mühe gibt und dass man guten Mutes ist, die akute Situation erst einmal in den Griff zu bekommen und dass man gern bereit ist, sich in den allernächsten Tagen ausführlich Zeit zu nehmen, die Situation mit den Angehörigen durchzusprechen.

In dieser Situation ist es mehr als überflüssig, die Angehörigen darauf hinzuweisen, dass man ja Arzt oder Ärztin des Patienten sei und dass man der Schweigepflicht unterliege und dass man ja gar nicht wisse, ob man den Angehörigen Auskunft erteilen dürfe. In der Situation der akuten Zuspitzung, an der die Angehörigen beteiligt gewesen sind, sind diese handelnde Personen des Dramas und haben einen eigenen Anspruch darauf zu erfahren, was denn eigentlich passiert ist. Dazu mag im Augenblick nicht die Diagnose gehören. Aber eine Auskunft über die Behandlungschancen, die gegenüber der zugespitzten Situation immer günstig sind, gehört auf jeden Fall dazu.

Psychoinformation und Psychoedukation

Nach der Überwindung der akuten Krisensituation folgt die Begleitung der Angehörigen fast dem gleichen Schema, wie die des Patienten oder der Patientin. Wir müssen ihnen begreiflich machen, was die Krankheitssymptome sind, worin sie bestehen, wie sie einzuordnen sind, wie man lernen kann, sie zu verstehen. Dafür ist das Modell des zentralen schizophrenen Syndroms, das, wie John Wing es beschrieben hat und das ich in »Schizophrenie – die Krankheit verstehen« wiedergegeben habe, besonders gut geeignet.

Zur Begleitung der Angehörigen gehört es, zu versuchen, die Krankheit insgesamt verständlich zu machen. Auch bei den Angehörigen spielt die Bewältigung der Stigmatisierung, die sich ja auch auf sie selbst erstreckt, eine entscheidende Rolle. Auch die Angehörigen sind jenseits des Gesprächs Partner für Psychoinformation und gegebenenfalls auch für Psychoedukation. Sie müssen lernen, sich mit der Krankheit vertraut zu machen, um angemessen mit dem kranken Familienmitglied umgehen zu können.

Dies mag bei der Ersterkrankung von nicht so entscheidender Bedeutung sein. Aber gewiss ist, dass die Diagnose einer Psychose aus dem schizophrenen Formenkreis von den Angehörigen fast immer traumatisch erlebt wird. Immer wieder ist zu hören, die Diagnose einer Schizophrenie sei das Ende. Das darf nicht so stehen bleiben. Wir müssen darauf bestehen, dass eine solche Diagnose nicht das Ende ist, sondern der Anfang von etwas Neuem. Die Erkrankung mag eine Katastrophe für die ganze Familie sein. Aber auch dabei darf die Familie nicht stehen bleiben. Eine schizophrene Erkrankung ist genau so eine Herausforderung wie eine schwere körperliche Erkrankung. Sie verlangt die Auseinandersetzung. Sie verlangt, dass die Angehörigen sich dieser Veränderung des Lebenslaufes und der Hoffnungen ihres Familienmitgliedes genau so stellen, wie dieses selbst.

Das ist die Mitverantwortung der Angehörigen für die Zukunft, für den zukünftigen Verlauf. Darauf ist in der gebotenen Vorsicht, aber mit Nachdruck, so früh wie möglich hinzuweisen und hinzuwirken. Es geht nicht um Schuld in der Vergangenheit. Es geht auch nicht um Verantwortung dafür, wie die Dinge geworden sind, sondern es geht um Solidarität für die Zukunft. Die meisten Angehörigen erleben diese Einbindung angesichts der Schwere der Erkrankung auch nicht vorrangig als Belastung, sondern eher als entlastendes Gefühl, etwas Konstruktives tun zu können, in positiver Weise auf den künftigen Verlauf Einfluss zu nehmen.

Zur Aufarbeitung der Situation mit den Angehörigen gehört noch mehr als bei den Kranken selbst das Gespräch über die Vorphase der Psychose. Es ist von entscheidender Bedeutung, dass die Angehörigen begreifen, was in diesen ein, zwei Jahren oder sechs Monaten, in denen die Krankheit schon bestanden hat, ohne dass irgendjemand der Beteiligten davon gewusst hat, mit ihnen allen passiert ist. Sie können dann begreifen, warum familiäre Bindungen massiv gestört waren oder gar zerbrochen sind und den Schritt von der normalpsychologischen Interpretation dieser Situation retrospektiv zum Verständnis für die Krankheitssymptome des Familienmitgliedes nachvollziehen.

Schlussbemerkungen

Die Schizophrenie ist eine schwere, im Prinzip aber gut behandelbare Krankheit. Verlauf und Prognose sind so unterschiedlich, wie das bei keiner vergleichbar schweren körperlichen Krankheit der Fall ist. Ein Drittel der Kranken – das hat Eugen Bleuler bereits festgestellt und daran sei noch einmal erinnert – werden wieder gesund, unabhängig davon, ob sie behandelt werden oder nicht und unabhängig davon, wie sie behandelt werden. Das ist Grund für Hoffnung und Optimismus. Das öffnet zugleich aber ein weites Feld für alternative »Heilmethoden«: Sie alle können beanspruchen, bei jedem dritten Kranken erfolgreich zu sein. Bei einer schweren Erkrankung wie den Psychosen aus dem schizophrenen Formenkreis ist das nichts. »Wer heilt, hat Recht«, schrieb Paracelsus vor 500 Jahren; und den Beweis, dass man wirklich geheilt hat, dass der Kranke nicht auch von allein wieder gesund geworden wäre, muss man im Einzelfall nicht erbringen. Wissenschaftlich ist das nicht. Wissenschaftlich nicht begründbare Verfahren fügen ungezählten Kranken und ihren Angehörigen unsägliches Leid zu.

Wissenschaftlich begründet und wirksam ist die Behandlung in der akuten Psychose, wie ich sie in diesem Kapitel geschildert habe. In aller Regel führt diese innerhalb weniger Tage zu einer Beruhigung der Krankheitssymptomatik und innerhalb weniger Wochen zu einer deutlichen Besserung, in vielen Fällen zur vollständigen Wiederherstellung. Dann kommt es darauf an, den weiteren Verlauf sorgfältig zu beobachten und einem eventuellen Rückfall, wo immer möglich, vorzubeugen. Damit werde ich mich in den nächsten Kapiteln beschäftigen.

6 Die Remission. Wiederherstellung und Rückkehr ins soziale Leben

Mit der Entlassung aus der Klinik, mit dem Abklingen der akuten Symptome ist alles vorbei. Das zumindest ist die Hoffnung der Erkrankten, vielleicht mehr noch die der Angehörigen. Aber das ist eine fromme Illusion. Es ist die Aufgabe derjenigen, die das wissen, dies auch den Kranken und den Angehörigen in aller Deutlichkeit klarzumachen, und wenn es sein muss, es ihnen einzuhämmern.

»Wenn nichts mehr ist, wie es war«, lautet der Titel eines bekannten Buches aus der Angehörigenperspektive (DEGER-ERLENMAIER 1992). Dieses Buch meint aus der Retrospektive den Zeitpunkt, zu dem klar wird, dass eine solche Rückkehr zum »Normalen« nicht möglich ist. Nach Abklingen der Symptome der Ersterkrankung besteht die Hoffnung auf Rückkehr zum Alltag bei allen Beteiligten. Tatsächlich ist die Hoffnung, dass vieles wieder so wird, wie es war, für einen Teil der Kranken auch nicht unberechtigt. Ein Fünftel bis ein Drittel der Kranken wird nie in die Klinik zurückkehren, wird in Zukunft nicht wieder erkranken.

Der steinige Weg zur Wiederherstellung

Aber auch für diese Kranken mit dem Glück einer guten Prognose ist zum Zeitpunkt der Entlassung aus der Klinik, zum Zeitpunkt des Abklingens der akuten produktiven Symptome, keineswegs alles vorbei. Die Krankheit mag sich bis dahin als gut behandelbar erwiesen haben. Gerade bei der Ersterkrankung bilden sich die auffälligen sichtbaren Symptome wie Verfolgungsangst und Halluzinationen oft überraschend schnell zurück. Aber wir müssen bedenken, dass es sich bei den schizophrenen Psychosen in jedem Fall um schwere Erkrankungen handelt. Mit anderen solchen Erkrankungen teilen sie, dass sie nicht verschwinden wie ein Sommergewitter, sondern dass auf die akute Erkrankung eine Remissionsphase folgt. Remission heißt Wiederherstellung. Nach einer schizophrenen Erkrankung ist das nicht anders als nach einem Herzinfarkt, einem Beinbruch oder einer schweren Infektionskrankheit.

Ungeduld

Betrachtet man das, was wir über die Krankheit und ihre Behandlung wissen, ein wenig genauer, versteht sich das von selbst. Mit den uns zur Verfügung stehenden Medikamenten, den Neuroleptika, erreichen wir vorrangig die so genannten produktiven oder positiven Krankheitssymptome wie Angst, Verfolgungsideen, Wahn, Halluzinationen und Denkstörungen. Das sind zugleich die Krankheitszeichen, die sozial am auffälligsten sind, die Verhaltensstörungen bewirken und verhältnismäßig rasch zur Diagnose und in die Behandlung führen. Diese Symptome verdecken aber die so genannten Negativsymptome wie Apathie, Gefühlsstörungen sowie die Unfähigkeit, emotional mitzuschwingen, das Bedürfnis nach sozialem Rückzug und die Einschränkung der Fähigkeit, in Alltagssituationen so zu wollen und zu handeln, wie das in gesunden Tagen üblich war. Alles das ist begleitet von einer allgemeinen Verletzlichkeit.

Viele dieser Symptome sind auch bei Vorherrschen positiver Krankheitszeichen einer Psychose vorhanden. Sie dauern wesentlich länger an als diese. Stellt man diese Tatsache den Erwartungen den Beteiligten gegenüber, so wird sichtbar, dass Enttäuschungen, Fehleinschätzungen und gegebenenfalls auch Rückschläge vorprogrammiert sind.

Es ist verständlich, dass die Kranken so rasch wie möglich die Schule, das Studium oder die Arbeit wieder aufnehmen möchten. Eigentlich sollten sie dies ja auch, weil sie sonst den Anschluss verlieren, oder die Arbeitstelle, die, wenn sie das noch nicht ist, in Gefahr gerät. Es ist auch verständlich, dass Angehörige, Eltern, Geschwister oder Partner im Anschluss an einen Klinikaufenthalt, bei dem sie Besserung erlebt haben, ungeduldig werden, wenn sie Rekonvaleszente erleben, die nicht zupacken, nicht ihr altes Leben wieder aufnehmen, sondern erschöpft in den Seilen hängen, initiativlos erscheinen, überlange schlafen, den ganzen Tag nichts tun, dem Herrgott gleichsam den Tag stehlen, oder ganz andere Dinge tun als früher:

Den *Blick* lesen statt der *Zeit*, Tictactoe hören statt Bach, sich am Rande eines Fußballplatzes herumdrücken statt mitspielen. Die gereizte

Atmosphäre, die nicht selten die Folge ist, wird für alle Beteiligten zur zusätzlichen Belastung. Die Reaktion der Rekonvaleszenten kann weiterer sozialer Rückzug sein. Aufgrund ihrer krankheitsbedingten übergroßen Verletzlichkeit kränkt sie jede Kritik. Zugleich veranlassen sie durch ihr Verhalten kritische Reaktionen von allen Seiten.

Erschöpfung

Es ist leicht vorstellbar, dass diese Situation nicht selten in einen Teufelskreis mündet, der über unerträgliche emotionale Anspannung in der Familie oder im Freundeskreis zu Verzweiflung bei den Kranken und den Angehörigen führt. Die Wiedereinweisung aufgrund der Unerträglichkeit der Situation kann die Folge sein. Es ist deshalb wichtig, dass den Beteiligten klar ist, dass ein solches »postremissives Erschöpfungssyndrom« wie Kurt HEINRICH (1967) das vor vielen Jahren genannt hat, keineswegs außergewöhnlich ist. Es gehört eher zu den selbstverständlichen Krankheitsfolgen. Das ist auch leicht verständlich.

Denn in der Vorphase der Krankheit und der akuten Phase der Psychose haben die Kranken oft eine lange Zeit der Überaktivität zahlreicher Gehirnfunktionen durchgemacht. Die Symptome selbst unterstreichen das; Gedankendrängen, zeitweilige Überwachheit, Schlafstörungen, Angst, gelegentlich aggressive Gereiztheit, Überreaktion auf emotionale Verletzungen. Ständiges Auf-der-Hut-sein-Müssen durch das Erleben von Verfolgung und Beobachtung, durch Denkstörungen verursachte Schwerbesinnlichkeit und Ratlosigkeit, Störungen der Konzentration, bei dem Versuch, sich dennoch zurechtzufinden und vieles andere mehr.

Anstrengung

Der Versuch, die Transmitterbalance wiederherzustellen und die Dopaminüberaktivität, die bei vielen dieser Reaktionen eine Rolle spielt, zu begrenzen, greift tief in das System dieser verschiedenartigen Störungen ein. Es ist gut verständlich, dass die mehr oder weniger erfolgreiche Wiederherstellung des Gleichgewichts über die sedative Wirkung der Medikamente hinaus nicht nur Beruhigung, sondern anhaltende psychoemotionale Erschöpfung nach einer lang andauernden übergroßen Anstrengung zur Folge hat. Das ist die physiologische Seite.

Die psychosoziale dürfte nicht weniger anstrengend und belastend sein. Die Kranken merken recht rasch, dass sie noch nicht wieder die Alten sind, dass ihnen die gewohnte Kraft fehlt. Wenn sie bis dahin noch nicht damit begonnen haben, müssen sie jetzt anfangen, ihre Situation zu überdenken, zu begreifen und einzuordnen, was mit ihnen geschehen ist und welche Konsequenzen das für ihr gegenwärtiges und ihr künftiges Leben hat. Sie müssen sich Gedanken über die Natur ihrer Krankheit machen. Selbst wenn sie sich weiterhin weigern – oder wenn sie nicht in der Lage sind – zu begreifen, dass es sich bei dem Erlebten um eine Krankheit handelt, müssen sie sich Gedanken um ihren Zustand und dessen Ursachen oder Gründe machen. Das kann nicht ohne einschneidende Konsequenzen bleiben.

Wenn sie ihren Zustand als Krankheit akzeptiert haben, müssen sie sich nach deren Art fragen und die Diagnose einer schizophrenen Psychose oder einer paranoiden Psychose hinnehmen und verkraften. Was das bedeutet, kann sich jeder klar machen, der einen Augenblick innehält und sich vorstellt, wie er reagieren würde, wenn ihm eröffnet würde: Sie sind schizophren. Sie leiden an einer Schizophrenie. Die geläufigen gesellschaftlichen Vorstellungen, Vorurteile und Ängste würden mit Wucht über ihn kommen: Das Bewusstsein der Stigmatisierung und der Mythos der Unheilbarkeit dieser Krankheit allemal.

Nimmt man alles dies zusammen, wird die Phase der Remission, die Wiederherstellungsphase, zur einer therapeutischen Herausforderung ersten Ranges.

Regression und Aktivierung

Was ist zu tun? Wer die neuere Geschichte der psychiatrischen Therapie ein wenig kennt, wird bemerken, dass die Psychiatrie in eine konzeptuelle Falle gerät. Psychiatrische Behandlung steht seit den Fünfzigerjahren im Zeichen von aktivierender Therapie, Frühentlassung aus der Klinik und aktiver Wiedereingliederung. Regression ist allenfalls in den ersten Tagen zugelassen, selten erwünscht. Die Furcht vor den negativen Folgen der Hospitalisation, die in der Ära der kustodialen Psychiatrie allgegenwärtig waren, steckt der Psychiatrie so tief in den Knochen, dass ein durchgängig strukturierter therapeutischer Tagesablauf zu ihren zentralen Qualitätsmerkmalen gehört. Das gilt möglicherweise umso mehr, weil solche Zustände, wie sie von BARTON (1959), WING und BROWN (1970) und vielen anderen beschrieben worden sind, in ihren Erscheinungsformen ganz wesentlich der Negativsymptomatik schizophrener Psychosen entsprechen. Dies ist in den Sechziger- und Siebzigerjahren auch ein Grund dafür gewesen, dass von antipsychiatrischer und psychiatriekritischer Seite (z. B. CIOMPI 1970) behauptet werden konnte, die chronische Schizophrenie sei ein Artefakt, ein durch die Psychiatrie verantwortetes Kunstprodukt.

Solche Vorstellungen sind heute verworfen, auch wenn man gelernt hat, zwischen primären und sekundären Negativsymptomen zu unterscheiden – solchen, die krankheitsbedingt sind und solchen, die Krankheits- resp. Behandlungsfolgen sein können. Aber das Trauma, man könne die Krankheit durch Vernachlässigung und Inaktivität verschlimmern oder gar chronifizieren, bewegt die Psychiatrie weiterhin. Das Dogma der durchgehend aktiven Psychiatrie, das am rigorosesten von Russel BARTON (1959) formuliert worden ist, ist Grundlage jeglicher psychiatrischer Behandlung. Die Forderung nach einem durchgehend aktivierenden therapeutischen Tageslauf, 16 Stunden am Tag, sieben Tage in der Woche, hat – möglicherweise nicht in dieser Rigorosität – im Grundsatz immer noch Geltung.

Aber ist das angesichts postremissiver Erschöpfung bei fortbestehender Negativsymptomatik wirklich der richtige Weg? Er ist es nicht. Seit den frühen Versuchen aktiver und forcierter Rehabilitation ist bekannt, dass dieser auch Krankheitsrückfälle auslösen kann. Spätestens seit der Pionierarbeit von WING, BENNETT und DENHAM (1964) ist dies auch empirisch belegt. Damit wird klar, dass Psychosebehandlung jenseits der akuten Therapiephase eine Gratwanderung zwischen sozialer Überstimulierung und Unterstimulierung, zwischen der Symptomprovokation und der Begünstigung der Entwicklung von Apathie ist. Zu beiden kann die psychiatrische Behandlung beitragen. Ich habe versucht, das vor vielen Jahren (1974) in einem Schema zusammenzufassen, das auch hier wiedergegeben sei.

Dieses Schema ist damals nicht speziell auf die Frage der Therapie in der Remissionsphase zugeschnitten gewesen, sondern auf die Problematik psychiatrischer Rehabilitation. Vom Grundsätzlichen her besteht jedoch kein Unterschied zwischen diesen beiden Konstellationen: Psychiatrische Rehabilitation ist nur dann erforderlich, wenn eine Negativsymptomatik fortbesteht.

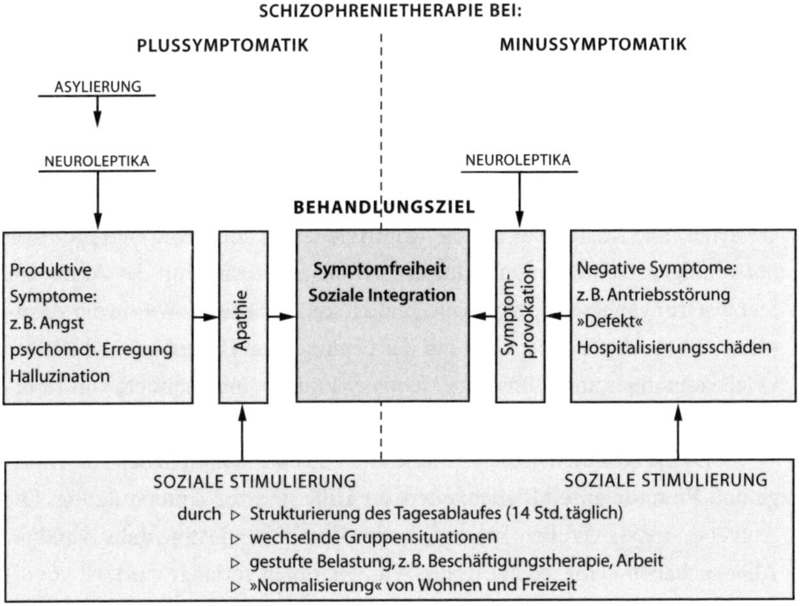

Der therapeutische Rahmen

Diese Ausgangkonstellation steckt den Rahmen für Therapie und Umgang mit den Kranken in der Remissionsphase ab. Das Wichtigste ist, das Problem zu erkennen und zu definieren. Für die Kranken bedeutet das auch, das Ausmaß der postremissiven Einschränkung in Form von Negativsymptomen und sekundären Belastungen abzuklären – und zwar individuell für jeden Einzelnen. Auf das Ergebnis dieser Abklärung hat sich das weitere Vorgehen zu stützen.

Geduld und Zeit

Als Zweites ist es wichtig, sich bewusst zu machen, dass die Bewältigung dieser postremissiven Erschöpfungsphase vor allem zwei Dinge zur Voraussetzung hat: Geduld und Zeit. Ihre Überwindung lässt sich nicht durch Aktivierung beschleunigen. Aktivierung und soziale Stimulation dienen in dieser Phase der Behandlung fast ausschließlich der Vermeidung von Sekundärschäden, die fälschlich Hospitalisierungsschäden heißen. In dieser Phase dienen sie nicht primär der Wiederherstellung eines früheren Funktionsniveaus. Zu diesem Zeitpunkt kann noch erwartet werden, dass dieses sich von allein wieder herstellt, wenn die Symptomatik, wenn die postremissive Erschöpfungszeit zu Ende geht.

Selbstverständlich ist, dass die Medikation in dieser Zeit der ständigen Überprüfung bedarf. Günstige Wirkungen auf die Negativsymptomatik sind bei konventionellen wie atypischen Neuroleptika in niedrigen Dosen zu erwarten. Die Menge der für die Kontrolle der produktiven Symptomatik notwendigen Neuroleptika reduziert sich im Übergang von der Akut- zur Stabilisierungsphase deutlich, gelegentlich sogar drastisch. Was in der Akutphase notwendig war, ist während der beginnenden Remission nicht selten Quelle unnötiger unerwünschter Nebenwirkungen, insbesondere von Übersedierung, Müdigkeit und zusätzlicher Erschöpfung.

Da die Kranken in dieser Phase meist zu Hause sind, haben Angehörige und Freunde gute Möglichkeiten zur Hilfe und zur Unterstützung. Die Aufgabe, die sie erfüllen können, ist im Ergebnis günstigenfalls dankbar. Aber sie haben keine leichte Rolle. Was von ihnen verlangt wird, ist vor allem anderen Geduld, ist Zuwendung, ohne dass sie mit dem erwünschten oder erhofften Echo rechnen können, bei gleichzeitig sorgsamer Wahrung der Distanz, wenn die Kranken diese wünschen. Dazu gehören Versuche, sie aus der Reserve zu locken, ihnen soziale Angebote zu machen.

Damit die Kranken darauf eingehen können, bedarf es aber einiger Voraussetzungen: Sie sollten zeitlich begrenzt sein. Sie sollten nicht mit allzu umfassenden oder komplexen sozialen Verpflichtungen verbunden sein. Sei sollten den jederzeitigen Rückzug erlauben. Zugleich ist in dieser Phase von Angehörigen und Freunden zu erwarten, dass sie sich nicht gekränkt zurückziehen, wenn ihre gut gemeinten Angebote nicht angenommen werden oder wenn sie gar aktiv zurückgewiesen werden. Mit fortschreitender Stabilisierung und fortschreitender Rückbildung der Negativsymptome wird sich dies ändern; und dann ist es wichtig, dass solche Angebote noch vorhanden sind.

Psychotherapie und Psychoinformation

Die professionelle Behandlung konzentriert sich neben der Medikamentenanpassung und -überwachung auf die psychotherapeutische Begleitung. Auch in dieser Phase wird keine systematische Psychotherapie verlangt, sondern Unterstützung bei der Klärung der eigenen Situation. Psychotherapie ist in dieser Phase auch Aufklärung über die Krankheit, also Psychoinformation. Psychotherapie ist Hilfe bei der Einordnung des Erlebens und der Erfahrungen in der Psychose. Sie ist Unterstützung bei der Bewältigung des Begreifens, dass man psychisch krank ist, an einer Psychose, einer Schizophrenie leidet bzw. gelitten hat.

Dabei ist es von großer Bedeutung, den Kranken zu helfen, die gesellschaftliche Stigmatisierung der Krankheit nicht – zusätzlich zur Beschädigung ihrer Identität durch die Krankheit – als berechtigt hinzunehmen. Das ist die Grundvoraussetzung für die Entwicklung einer individuellen Technik der Stigmabewältigung, des Stigmamanagements im Sinne GOFFMANS. Dies ist als Strategie einer späteren Zeit vorbehalten. Aber die Grundlagen dafür müssen so früh wie möglich gelegt werden.

In diese Phase gehört auch die Grundlegung einer subjektiven Krankheitstheorie. Die Kranken benötigen eine Vorstellung davon, was ihre Krankheit ist, ebenso wie sie eine Vorstellung davon benötigen, wohin die Krankheit sie führen kann. Das bedeutet nicht schonungslose Aufklärung über das Nichtwissen oder die Vermutungen der psychiatrischen Wissenschaft, auch nicht die statistische Darlegung von günstigen oder weniger günstigen Verlaufsformen. Es bedeutet schon gar nicht die plakative Darlegung von Vorstellungen von »Unheilbarkeit«, die auch in Fachkreisen noch herumgeistern.

Es bedeutet ein Abtasten der Vorstellungen der Kranken, wie sie diese in ihr Leben, in ihre Biografie und in ihr Alltagswissen integrieren können. Dabei ist es hilfreich, wenn sich die subjektiven Krankheitstheorien an die Vorstellungen der Wissenschaft annähern lassen oder gar mit ihr in Deckung zu bringen sind. Eine Annäherung lässt sich fast immer erreichen: »Stress«, große emotionale Belastungen, Beziehungskonflikte sind zwar nicht Krankheitsursachen. Sie können sie in Übereinstimmung mit der Vulnerabilitätstheorie aber sehr wohl auslösen oder in ihrer Entwicklung begünstigen.

Vorstellungen, in denen Dritten Schuld zugewiesen wird, sollte auch in dieser Phase der Behandlung bereits entgegengewirkt werden. Das Gleiche gilt auch für Sündenbocktheorien, die selbst wieder stigmatisierend wirken. Das gilt für die apodiktische Feststellung, es handle sich um eine »Erbkrankheit« oder um eine »Gehirnkrankheit« ebenso wie die Vorstellung, es liege am Haschisch oder an anderen Drogen.

Psychotherapie bedarf immer, aber in dieser Zeit in besonderer Weise, der individuellen Dosierung. Sie muss abtasten, was die Kranken aushalten können und was nicht. Dies ist eine Zeit der Stützung, der Begleitung und der Klärung, nicht eine Zeit der Konfliktlösung. Dafür ist immer noch Zeit, wenn das höchstmögliche Maß an Stabilisierung erreicht worden ist.

»Wood-Shedding«

Man kann die Phase der postremissiven Erschöpfung in der beginnenden Remission auch positiv betrachten. J. Liebermann und J. Strauss haben in diesem Zusammenhang vom »Wood-Shedding« gesprochen. Dieser Begriff stammt aus der Jazzkultur und bezieht sich auf das Verhalten traditioneller Bands in den amerikanischen Südstaaten, die sich außer Hör- und Sichtweite der anderen zurückzogen, wenn sie einen neuen Stil oder auch nur ein neues Stück einüben wollten – z. B. in eine Scheune oder eben in einen Holzschuppen. In diesem Sinne ist der Rückzug zu Beginn der Remission etwas Konstruktives. Die Kranken orientieren sich neu. Sie konfrontieren sich zunächst nur in Gedanken mit der Rückkehr in die wirkliche soziale Welt. Sie versuchen, sich emotional und intellektuell zurechtzufinden und beginnen erst dann, ihr Verhalten und ihre Gefühle zu erproben und aktiv in die soziale Welt zurückzukehren. Die Zeit der Rückkehr ist, wie die Remission überhaupt, kein linearer, kein gradliniger Prozess. Sie kann von vielfältigen Rückschlägen gekennzeichnet sein, von großen, manchmal unverhältnismäßig großen Schritten nach vorn, aber eben auch von Rückschritten, die dann in dem Ausmaß kaum erwartet werden.

Diese Phase dauert unterschiedlich lang. Sie kann nach drei Monaten abgeschlossen sein. Oft dauert sie ein halbes, manchmal ein ganzes Jahr, gelegentlich noch länger. Nach Abschluss dieser Phase ist dann ein Funktionsniveau erreicht, auf das die Kranken selbst und ihre Umgebung sich einstellen müssen. Es können Behinderungen durch Negativsymptome zurückbleiben. Es kann aber auch sein, dass die volle psychische Gesundheit, die volle Kraft, das eigene Leben zu bewältigen, zurückgekehrt ist. Dies ist dann der Zeitpunkt für die Wiederaufnahme der vollen sozialen Aktivitäten. Bei vielen Patientinnen und Patienten ist es aber auch der Zeitpunkt für den Beginn einer systematischen Psychotherapie mit dem Ziel, die eigene Stellung im Leben nach der Krankheit zu klären.

Schlussbemerkungen

Die Phase der Remission ist die Zeit der allmählichen Wiederherstellung. Die akuten Krankheitssymptome sind überwunden oder durch Neuroleptika unterdrückt. Krankheitsbedingte Erschöpfung und Antriebsminderung sowie eine erhöhte Verletzlichkeit halten zunächst noch an. Der Weg zurück ins soziale Leben ist steinig und mit großer emotionaler Anstrengung verbunden. Die Schritte dorthin sind zunächst tastend. Überforderungssituationen sollen vermieden werden. Zugleich wird von den Kranken verlangt, dass sie ihr Krankheitserleben integrieren und die Diagnose mit ihren sozialen Implikationen bewältigen. Das ist sehr viel. Dem steht die ungeduldige Erwartung von Familie und Freunden entgegen, dass es nun doch endlich bald genug sei, dass man doch endlich sein altes Leben wieder aufnehme; und diese Erwartung ist eine zusätzliche Prüfung.

7 Das Intervall. Zeit für die Psychotherapie

Auf die Phase der Wiederherstellung folgt in der Regel eine Phase der Stabilisierung. Jetzt zeigt sich, ob es zu einer vollen Ausheilung der Psychose gekommen ist oder ob sie Einschränkungen der psychoemotionalen oder der sozialen Leistungsfähigkeit hinterlassen hat. Die Phase der Stabilisierung ist zugleich eine Phase der Neuorientierung nach der Krankheit – und mit der Krankheit. Es ist die Zeit, in der sich – hoffentlich – Beziehungen wieder einrenken und normalisieren. Es ist die Zeit, in der beruflich wieder Anschluss gesucht wird, in der eine Berufsausbildung fortgesetzt werden kann.

Es ist auch die Zeit, in der man sich mit dem konfrontieren muss, was die Vorphase der Erkrankung und die akute Psychose an Irritationen, Verletzungen und gegebenenfalls auch Zerstörungen im eigenen sozialen Umfeld hinterlassen hat. Daraus kann die schwierige Aufgabe erwachsen, Trümmer wegzuräumen und den Wiederaufbau zu beginnen. Alles dies ist nur möglich, wenn man die eigene Situation nach der Psychose selbstkritisch betrachtet und sich mit der andauernden Verletzlichkeit konfrontiert. Zur kritischen Prüfung der eigenen Leistungsfähigkeit gehört auch die Beantwortung der Frage nach Beeinträchtigungen durch Medikamentennebenwirkungen.

Entscheidend aber ist, dass man sich der Tatsache stellt, dass man die Phase einer Krankheit überwunden hat, die in mehr als zwei Drittel der Fälle chronisch-rezidivierend verläuft. Das ist der Grund, weshalb ich dieses Kapitel »Das Intervall« nenne, obwohl dies manchen Leserinnen und Lesern als unbillig pessimistisch erscheinen mag. Die Überschrift ist eine Mahnung. Sie ist eine Mahnung, über der berechtigten Freude und Erleichterung darüber, dass es einem wieder gut geht, die Gefahr eines Rückfalls nicht zu vergessen. Es gibt vor allem drei Dinge, die man tun kann und tun soll, um sich davor zu schützen: Die konsequente Fortführung der Neuroleptikabehandlung, die Meidung von Stress und Überforderung und eine individuelle Psychotherapie. Für eine solche ist die Phase der Stabilisierung der richtige Zeitpunkt.

Die Psychotherapie Schizophreniekranker ist ein Kapitel für sich – ein unrühmliches, wie das Märchen von der »schizophrenogenen« Mutter. Lange Zeit hat sich ein schier unausrottbares Vorurteil als psychiatrische Lehrmeinung gehalten: dass schizophrene Kranke einer Psychotherapie nicht zugänglich seien, ja, dass sie darunter eher Schaden nähmen, als dass sie ihnen hülfe. Das hat damit zu tun, dass der Begriff der Psychotherapie lange Zeit von der Psychoanalyse und der tiefenpsychologisch orientierten Psychotherapie besetzt worden war – Verfahren, die konfliktorientiert und »aufdeckend« arbeiten und somit eine Belastung für die Kranken mit sich bringen.

Aber Psychotherapie ist nicht nur Psychoanalyse. Psychotherapie ist auch empathische Zuwendung, Unterstützung und Führung, Zuhören und Beraten sowie Training im Sinne verschiedener verhaltenstherapeutischer Konzepte. Psychotherapie ist neben Konfliktbearbeitung alles dies zusammen. Schizophreniekranke haben neben den Symptomen ihrer Störung vielfältige Lebensprobleme, bei deren Bewältigung sie psychotherapeutischer Hilfe und Führung bedürfen. Niemand benötigt so dringlich Psychotherapie wie die jungen Schizophreniekranken, die außer der Krankheit und der Krankheitserfahrung auch deren psychosoziale Konsequenzen, deren Auswirkungen auf die eigene Biografie und die Folgen der Stigmatisierung bewältigen müssen.

Psychotherapie und Vorurteile

Richtig ist, dass Psychotherapie bei Schizophreniekranken pragmatisch und flexibel gestaltet werden und Rücksicht auf den jeweiligen Seelen- und Gesundheitszustand der Kranken nehmen muss. Aber dies ist nichts anderes als bei Neurosekranken – möglicherweise nur schwieriger. Im Übrigen ist im Intervall zwischen den Krankheitsperioden gelegentlich durchaus auch eine konfliktorientierte Psychotherapie möglich und notwendig. Gerade junge Menschen, die an Schizophrenie erkrankt sind, bedürfen der Entwicklung von Einsicht in ihr seelisches und soziales Dasein. Sie benötigen Unterstützung bei der Selbstprüfung, bei der täglichen Konfrontation zwischen erlebter Welt und äußerer Realität. Die Erfahrung der Psychose hat die Selbstverständlichkeit erschüttert, mit der wir andere dies tun, es tun können. Psychotherapie ist für sie Hilfe zur Ich-Findung, Hilfe zur Abgrenzung von anderen Menschen und deren persönlichen Wertsystemen. Psychotherapie ist für sie Hilfe bei der Prüfung und Bewältigung der Wirklichkeit.

Diese Auffassung teilt beispielsweise Tilo HELD (1993) in seinem Aufsatz über die Psychotherapie Schizophreniekranker im Zeitalter der Vulnerabilität. Zugleich stellt er fest:

> »Die Realität der Behandlung schizophren Erkrankter ist *weit* davon entfernt, den heutigen Kenntnis- und Erfahrungsstand über die Möglichkeiten der Behandlung dieser Störung widerzuspiegeln. Ökonomische, politische und ideologische Faktoren wirken dabei zusammen.«

Solche ideologischen Faktoren spielen im Alltag beispielsweise dann eine Rolle, wenn der behandelnde Psychiater – wie das in Deutschland für die Kostenerstattung durch die Krankenkassen Bedingung ist –, der für einen Schizophreniekranken eine Psychotherapie beantragt und begründet:

> »Die Bewilligung tiefenpsychologisch fundierter Psychotherapie bei Schizophrenenen über das Antragsverfahren ist ... keinesfalls ausgeschlossen ... Es wird aber auf absehbare Zeit so bleiben, dass die meisten Gutachter als hochrangige Neurosenpsychoanalytiker von einem unüberwindlichen Misstrauen gegenüber der Psychotherapie Schizophrener erfüllt sind.«

Diese Tatsache steht in bemerkenswertem Widerspruch zur öffentlichen Meinung. Sie ist auch durch nichts zu rechtfertigen. Allerdings muss die Psychotherapie den besonderen Bedürfnissen und der Verletzlichkeit der Psychosekranken Rechnung tragen. Christian MÜLLER, einer der Pioniere der psychoanalytischen Psychosetherapie, formulierte einige Voraussetzungen: Der Therapeut müsse in seiner Bereitschaft zum zeitlichen Einsatz flexibel sein, da er damit rechnen müsse, dass die Kranken ihre Termine nicht einhalten könnten und er müsse sicher sein, dass er die Behandlung auch dann weiterführen könne, wenn sie durch etwaige stationäre Intervalle unterbrochen würden. Im Übrigen spielen Übertragung und Gegenübertragung, Agieren, Deuten und der Widerstand des Kranken in der Psychosentherapie eine andere Rolle als bei der Behandlung von Kranken mit psychoreaktiven Störungen.

Von besonderer Bedeutung ist die Tatsache, dass Schizophrene in der Übertragung oft ein feines Gefühl für die Schwächen des Therapeuten entwickeln und ihn genau dort angreifen. Aus der Übertragungsneurose wird die Übertragungspsychose. Entsprechend »wohnt der Behandlung Schizophrener beinahe immer ein dramatischer Aspekt inne«. Auch die Deutung hat einen anderen Stellenwert:

> »Aus zahlreichen Erfahrungen wisssen wir, dass beim Psychotiker das Deuten nicht den gleichen Sinn des zur Heilung führenden Bewusstmachens eines verdrängten Inhaltes hat wie beim Neurotiker. Zudem liegt es ja gerade im Wesen der Schizophrenie, dass Inhalte, die beim Neurotiker verdrängt sind, offen daliegen. So kann der Psychotiker oft in wild schweifenden Bildern von seinen inzestuösen Wünschen und Fantasien berichten, er kann hemmungslose Todeswünsche krass aussprechen und aller Tabus spotten.« (MÜLLER 1972)

Psychotherapeutische Schuldzuweisung

Wer diesen zugegebenermaßen streckenweise etwas schwierigen Text aufmerksam liest, kann mit den Inhalten, die Schizophreniekranke in der akuten Psychose äußern, in doppelter Weise umgehen. Er kann in den »wild schweifenden Bildern von seinen inzestuösen Wünschen und Fantasien« ein Abbild der traumatisierenden Wirklichkeit sehen, die in der frühen Kindheit den Grund für Krankheit gelegt haben. Wenn er dies tut, kann er sehr wohl Argumente für die psychische Entstehung der schizophrenen Psychose finden. Wer je einem verängstigten Schizophreniekranken im akuten Stadium seiner Krankheit zugehört hat, wer je miterlebt hat, welche Träume er in die Vergangenheit projiziert, der mag wohl versucht sein, auf die wohlfeile Konstruktion der »schizophrenogenen« Mutter zurückzugreifen.

Man kann aber auch anders mit diesen offen liegenden psychotischen Inhalten umgehen. Man kann sie, gerade weil sie offen daliegen, sich ohne Widerstand zur Deutung anbieten, auch als Ausdruck des Zusammenbruchs der psychoemotionalen Systeme verstehen, die die unter »normalen« Bedingungen in jedem Menschen vorhandenen widersprüchlichen Strebungen zusammenhalten, die menschliches Gefühlsleben mit Freude und Leid, mit Angst und Hoffnung möglich machen, die bei einem »Gesunden« nur im Traum, im Rausch, im Fieberdelir oder in seelischen und körperlichen Extremsituationen sichtbar werden.

Man kann sie als Ausdruck der Erkrankung wahrnehmen, die mit deren Ursache nichts zu tun haben müssen. Und nach dem heutigen Stand unseres Wissens tut man gut daran, denn wir kennen die Ursachen der schizophrenen Psychosen nicht; und wir haben keine Anhaltspunkte dafür, dass irgendjemand die Schuld für die Entstehung oder die Verantwortung dafür trägt.

Wenn wir das heute gültige Vulnerabilitätsmodell von der Entstehung schizophrener Psychosen zugrunde legen, in dem biologische, psychische und soziale Faktoren zusammenwirken, kann man andererseits sehr wohl Psychotherapie ohne Schuldzuweisung betreiben. Tilo HELD legt in seiner bereits angeführten Arbeit über die Psychotherapie Schizophrener im Zeitalter der Vulnerabilität die Ansatzmöglichkeiten für therapeutische, insbesondere psychotherapeutische Strategien bei Schizophrenie mit Hilfe von zwei Schemata dar.

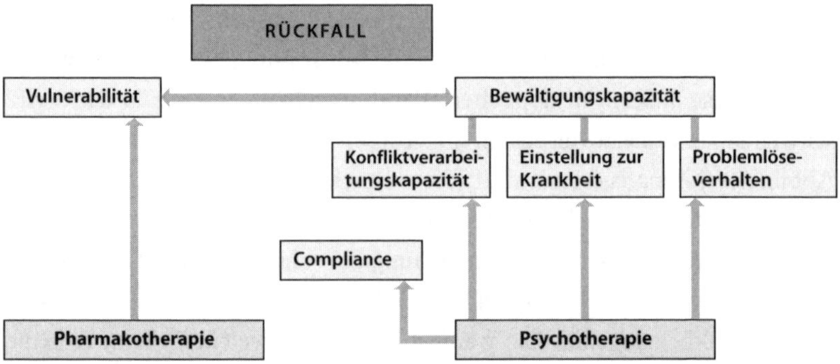

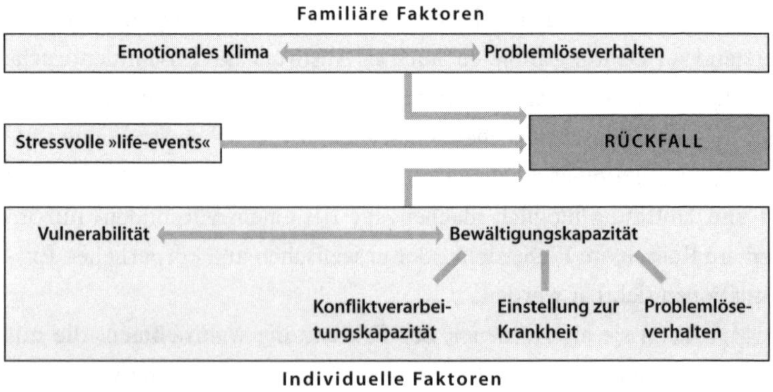

»Tiefenpsychologisch fundierte Psychotherapie schizophrener Patienten setzt sich das Ziel, auf alle jene individuellen Faktoren einzuwirken, die zum Krankheitsverlauf und zur Rückfallhäufigkeit in Beziehung stehen. Sie tut das, wie wir sehen, auf indirekte Weise, durch Beeinflussung der vermittelnden Variablen. Dem Schema lässt sich zudem entnehmen, warum die Opposition von Psychotherapie und Pharmakotherapie so unsinnig ist. Das Ausmaß der individuellen Vulnerabilität, dem wir eine ganz entscheidende Bedeutung für den Krankheitsverlauf zuschreiben, wird durch Psychotherapie nicht beeinflusst. Hingegen dürfte die rezidiv-prophylaktische Wirksamkeit der Neuroleptika aus einer Anhebung der Reizschwelle für psychosoziale Stressoren resultieren. Somit haben Neuroleptika einen direkten Einfluss auf die Vulnerabilität.
Andererseits sind uns aus vielen Studien, speziell solche mit naturalistischem Design, die Compliance-Probleme bei der neuroleptischen Rezidivprophylaxe bekannt. Die Enge der therapeutischen Beziehung, wie sie bei der psychotherapeutischen Behandlung definitionsgemäß besteht, ist eine entscheidende Variable bei der Sicherstellung der Compliance. Konfliktverarbeitungskapazität, Einstellung zur Krankheit und individuelles Problemlösungsverhalten sind jene persönlichkeitsgebundenen Variablen, die insgesamt als Coping-Kapazität oder Bewältigungskapazität in die Ausgestaltung des Krankheitsverlaufs eingehen. Die prämorbide Persönlichkeitsentwicklung, auch und gerade in der frühen Kindheit, scheint hier – wie Dohrenwend et al. (1987) zeigen konnten – entscheidende Weichenstellungen vorwegzunehmen. Dennoch kann die Persönlichkeit des Schizophrenen so wenig als fest prädestiniert angesehen werden, wie die eines jeden anderen. Hier liegt also der eigentiche Gestaltungsraum für individuelle Psychotherapie. Die Betrachtung der Abbildungen (s. Seite 82) macht deutlich, dass es eine Illusion wäre, das Erreichen der angestrebten therapeutischen Beeinflussung kurzfristig zu erwarten.« (Held 1993)

Held zeigt, dass eine große Zahl von Faktoren eine Rolle bei der Entwicklung, der Auflösung und dem Verlauf schizophrener Psychosen spielen können, ohne dass wir wissen, welche Bedeutung die einzelnen Faktoren im Einzelfall für den Kranken haben.

Im Rahmen der Schizophreniebehandlung versuchen wir, auf jene Einzelfaktoren, die für einen Rückfall oder einen ungünstigen Verlauf der Erkrankung von Bedeutung sein können, hinzuwirken. Dafür stehen uns pharmakotherapeutische, psychotherapeutische und soziale bzw. soziotherapeutische Methoden zur Verfügung. So können die Kranken beispielsweise lernen, stressvolle, lebensverändernde Ereignisse zu meiden, mit ihren Angehörigen zu einem positiven Zusammenleben zu finden, eine konstruktive Einstellung zu ihrer Krankheit zu entwickeln usf.

Psychotherapie kann auf die individuelle Verletzlichkeit, die Vulnerabilität primär nicht einwirken. Dies ist eher mit Hilfe der Medikamentenbehandlung möglich, die den Kranken zu einem künstlichen »dicken Fell« verhilft, wie die englische Medizinsoziologin Barbara STEVENS das vor vielen Jahren einmal formuliert hat. Psychotherapie ist aber sehr wohl geeignet, die Fähigkeit des Kranken zu stärken, sein eigenes Leben zu bewältigen.

Nach HELDS Erfahrung ist es die Zeit nach dem ersten Rückfall, die ein Umdenken und eine Neubewertung der bisherigen Erfahrungen mit sich bringt und in der sich eine verstärkte Bereitschaft zur regelmäßigen Einnahme neuroleptischer Medikamente beobachten lässt und eine innere Bereitschaft, sich dem Therapeuten mehr zu öffnen und anzuvertrauen als dies vorher der Fall gewesen sei.

HELD unterstreicht, dass der bevorzugte Ort für die Psychotherapie der ambulante Raum und nicht die Klinik ist. Er weist darauf hin, dass es wichtig ist, dass der Patient seine Krankheit als eine Herausforderung akzeptiert und sie nicht verleugnet:

> »Die innere Auflehnung des Patienten, seiner Familie und auch des Therapeuten gegen die Diagnose Schizophrenie stellt für keine der notwendigen Behandlungsmaßnahmen eine günstige Voraussetzung dar.« (HELD 1993)

Die Ziele der Psychotherapie Schizophrener beschreibt HELD wie folgt:

> »Der Therapeut nutzt die bestehenden positiven Beziehungen, um emotional schwierige und belastende Erlebnisbereiche des Patienten in sie aufzunehmen. Er zeigt damit dem Patienten, dass dies ohne zerstörerische Folgen möglich ist und vergrößert hierdurch seine Beziehungskompetenz. Wenngleich sich thematische Schwerpunkte der Problembearbeitung nicht strikt vorgeben lassen, sollte doch die emotionale Konfliktkonstellation zum Zeitpunkt der Auslösung der psychotischen Episode ausführlich bearbeitet werden. Dies hat sich in vielen Fällen bewährt, wobei der Patient seine emotionale Kompetenz zur nichtpsychotischen Problemlösung unmittelbar erfährt.« (HELD 1993)

HELD steht ausdrücklich für die gleichzeitige neuroleptische und psychotherapeutische Behandlung ein und sieht die Position der tiefenpsychologisch fundierten Psychotherapie zeitlich vor verhaltenstherapeutischen und soziotherapeutischen Rehabilitationsmaßnahmen.

Ursächliche Behandlung – ein verfehlter psychotherapeutischer Anspruch

Man könnte argumentieren, die psychotherapeutischen Vorstellungen von der Ursache der Krankheit seien ohne Belang, wenn die Therapie nur helfe. Abgesehen von der Tatsache, dass man damit den Boden wissenschaftlich und rational begründeter Heilkunde verlässt, muss man die psychosozialen Folgen bedenken. Kranke, die sich mit psychotherapeutischer Hilfe entwickeln, indem sie ihre Krankheitsursachen nach außen verschieben, können den an ihrer Psychose »Schuldigen« fortan nicht unbefangen begegnen. Zugleich sind sie daran gehindert, sich ihren eigenen Anteil an der Bewältigung ihrer Verletzlichkeit in konstruktiver Weise zu stellen. Ihre Eltern, insbesondere ihre Mutter, wird nicht nur für sie selbst zum Sündenbock. Im Bündnis mit ihren Therapeuten stigmatisieren und diffamieren sie ihre Eltern und tragen auf diese Weise zur Verfestigung der falschen sozialen Repräsentation von Schizophrenie in der Öffentlichkeit bei.

Die öffentliche Meinung greift diese falsche Vorstellung von der Entstehung schizophrener Psychosen nach wie vor begierig auf. Auch sie benötigt eine Erklärung. Auch für sie ist ein Schuldiger als Erklärungsmodell am plausibelsten und am einfachsten zu handhaben. Das aber bedeutet, dass der Druck auf die Eltern nunmehr von allen Seiten erfolgt – von den kranken Kindern, von der Psychiatrie und von der Öffentlichkeit. Für die Angehörigen bedeutet das wiederum nicht nur verstärktes Leiden, sondern auch die Aushöhlung ihrer Kraft als wichtigste Helfer und Unterstützer ihrer schizophreniekranken Familienmitglieder. In diesem Sinne schließe ich mich der nachdrücklichen Warnung Tilo Helds an, eine Psychotherapie Schizophreniekranker mit der Vorstellung zu beginnen, man könne die Ursache der Krankheit beseitigen, man könne kausal therapieren:

> »Schizophrenie als zugegebenermaßen eine der gravierendsten psychischen Störungen erzeugt in dem psychotherapeutischen Behandler, sofern er mit kausaltherapeutischen Intentionen sich seinem Patienten nähert, einen überwältigenden und nicht einlösbaren Erwartungsdruck. Ich plädiere dafür, sich von dem kausaltherapeutischen Anspruch klar zu distanzieren. Schizophrenie entsteht nicht durch verunglückte Zweierbeziehung in der frühen Kindheit und ist durch eine spätere geglückte Zweierbeziehung nicht zu heilen. Andererseits, und da ja auch sonst kausaltherapeutisches Handeln nicht den größten

Platz im Arbeitstag eines Arztes einnimmt: Mit welchem Recht sprechen wir Schizophrenen den Anspruch auf psychotherapeutische Hilfe ab?« (Held 1993)

Und, so wäre hinzuzusetzen, mit welchem Recht lassen wir uns auf einen therapeutischen Rahmen ein, der mit unbewiesenen Kausalvorstellungen jongliert und die Gefahr heraufbeschwört, dass die Kranken bei der Aufarbeitung ihrer Störung in die Verlegenheit geraten, ihren Angehörigen direkt oder indirekt die Schuld an ihrer Krankheit zuweisen zu müssen? Wenn Psychotherapie so verläuft, ist sie verfehlt. Wenn sie den Kranken hilft, ihre Psychose zu integrieren und zu einem Teil ihrer Biografie zu machen, kann sie segensreicher nicht sein. Sie stabilisiert ihr Selbstbild und wird zum wichtigen Schutz gegen einen Rückfall. Allerdings müssen wir uns bewusst sein, dass es einen hundertprozentigen Schutz davor bei den Psychosen aus dem schizophrenen Formenkreis nicht geben kann.

Schlussbemerkungen

Die Remission, die Zeit der Wiederherstellung, geht günstigenfalls in eine Phase der Stabilität über. Es kann sein, dass die Psychose damit überwunden ist. Leider ist es bei zwei Dritteln der Kranken nicht der Fall. Für sie ist die Phase der Stabilität ein Intervall, das es zu nutzen gilt. Nach der Überwindung der ersten Episode einer Psychose ist die Zeit für eine systematische Psychotherapie gekommen. Es gilt, das Erleben während der Psychose zu begreifen und in den eigenen Lebenslauf zu integrieren. Es gilt, den Einschnitt, den die Krankeit bewirkt hat, zu bearbeiten und zu bewältigen. Es gilt schließlich, die eigene Verletzlichkeit zu erkunden und sich, wo immer möglich, vor psychoemotionaler Überforderung zu schützen. Die Formen der Psychotherapie, die man wählt, können unterschiedlich sein. In jedem Fall gilt, dass die Methode und die Psychotherapeutinnen und Psychotherapeuten den besonderen Bedürfnissen rekonvaleszenter Psychosekranker Rechnung tragen.

8 Der Rückfall – eine Herausforderung für alle Beteiligten

Der Rückfall – besser die Wiedererkrankung – gehört leider zur Schizophrenie wie die Schwankungen des Blutzuckerspiegels zum Diabetes. Die Schizophrenie ist eine chronisch-rezidivierende Erkrankung wie die manisch-depressive Krankheit. Nur eine Minderheit der Kranken, etwa ein Fünftel bis ein Drittel, bleibt von Rückfällen verschont. Deren Vermeidung wird somit zum zentralen Bestandteil der Schizophrenietherapie. Der Rückfall – medizinisch: das Rezidiv – hat zwei mögliche Ursachen. Er kann Ausdruck des natürlichen Verlaufes der Psychose sein, die phasenhaft – früher sagte man in Schüben – in unregelmäßigen Abständen wieder auftreten kann. Häufiger ist der Rückfall nach einer unvollständigen Remission. Die Krankheitsphase ist nicht wirklich abgeklungen. Ihre Symptome werden durch die Medikamente nur unterdrückt. Unter diesen Umständen ist der Rückfall oft Folge einer unzureichenden Behandlung, des Abbruchs der Medikamentenbehandlung oder einer psychosozialen Überforderung der Kranken.

Die Schizophrenie gehört zu den wenigen schweren Erkrankungen, bei denen die Diagnose keine Aussage über die Prognose enthält. Vielmehr ist es der Verlauf, der die Weichen für die Zukunft stellt. Jeder Rückfall wird zur zusätzlichen Belastung. Jeder Rückfall verstärkt das Risiko, aus der Bahn geworfen zu werden, sozialen Statusverlust zu erleiden und Freunde, Arbeit und Wohnung zu verlieren. Oft erhöhen Krankheitsrezivide auch die Gefahr, dass die Kranken sich nach der Akutbehandlung nicht vollständig wieder erholen. Zudem gilt traditionell die Regel, dass es achtzehn Monate dauert, bis sie nach einem Rückfall, der zur Krankenhauseinweisung geführt hat, ihr optimales psychosoziales Funktionsniveau wieder erreichen.

Rückfallprophylaxe durch Medikamente

Im Mittelpunkt der Rückfallprophylaxe steht die Medikamentenbehandlung, die Fortsetzung der ursprünglichen Medikamententherapie in niedriger Dosierung. Nach Überwindung einer ersten schizophrenen Episode gibt es nach dem heutigen Erkenntnisstand nur einen Grund, auf die prophylaktische Langzeitmedikation zu verzichten: Die Hoffnung, die Kranken könnten zu jener Minderheit gehören, deren Psychose definitiv ausheilt. Angesichts der vielfältigen unerwünschten Wirkungen der uns zur Verfügung stehenden Medikamente ist dies in der Tat ein gewichtiger Grund.

Die Risiko-Nutzen-Abwägung legt dennoch nahe, auch bei vollständiger Überwindung aller Krankheitssymptome eine Stabilisierungsphase von sechs bis zwölf Monaten abzuwarten, bevor unter enger ärztlicher Überwachung ein vorsichtiger Absetzversuch in ausschleichender Dosierung unternommen wird. Voraussetzung dafür ist in der Tat, dass nicht noch irgendwelche diskreten Restsymptome verblieben sind. Die Chancen, dass das gut geht, sind umso günstiger, je begrenzter die vorangegangene psychotische Episode gewesen ist, je weniger und je kürzer Prodromalsymptome vorhanden waren, je rascher die akuten produktiven Symptome abgeklungen sind und je kürzer schließlich die Zeit bis zur vollständigen Remission war.

Oft ist es schwer, die Kranken und ihre Angehörigen von der Notwendigkeit der medikamentösen Nachbehandlung zu überzeugen. Das hat vielfältige Gründe. Zum einen haben die Medikamente in der Psychiatrie einen schlechten Ruf. Zum anderen besteht in der Bevölkerung ganz allgemein eine zurückhaltende Skepsis gegenüber der Dauereinnahme von Medikamenten. Sie würden abhängig machen. Sie würden nur dämpfen. Sie hülfen nicht wirklich und wirkten nur gegen Symptome, die ja gar nicht mehr vorhanden sind. Das sind einige der Vorbehalte. Schließlich gibt es reale Nebenwirkungen, unter denen die Patientinnen und Patienten leiden, die von Fachleuten gelegentlich nicht ausreichend ernst genommen werden.

Dazu gehören die Gewichtszunahme und die Auswirkungen auf sexuelles Empfinden und Verhalten. Dazu gehören medikamentenbedingte Müdigkeit und Inaktivität im Sinne einer Übersedierung. Dazu gehören schließlich die subjektiv erlebten extrapyramidal-motorischen Nebenwirkungen, insbesondere eine quälende Bewegungsunruhe im Sinne der Akathisie sowie Muskelsteifigkeit und Muskelschmerzen im Rahmen eines

Parkinsonoids. Leider lassen sich diese Nebenwirkungen nicht immer ganz vermeiden. Nicht selten fehlt es allerdings auch an gebotenem ärztlichen Engagement oder an der notwendigen Erfahrungen, am Fingerspitzengefühl zum Finden der optimalen Dosierung.

Medikamente absetzen?

Es gehört wenig Fantasie dazu, zu begreifen, dass all diese Gründe zusammen eher dazu angetan sind, die Kranken zu veranlassen, die Medikamente abzusetzen – und sei es auf eigene Faust – als dem ärztlichen Ratschlag zur Vorsicht bereitwillig zu folgen. Dazu bedarf es geduldiger und beharrlicher Aufklärungs- und Überzeugungsarbeit, die nach der ersten Krankheitsepisode noch schwieriger ist als nach der zweiten und der dritten. Dazu kommt ein starkes Motiv, es ohne Medikamente versuchen zu wollen, gegen das die betreuenden Therapeutinnen und Therapeuten nur ihre statistisch begründete Erfahrung setzen können. Gerade wenn es ihnen gut geht, haben Kranke wie ihre Angehörigen nach Überwindung der ersten Erkrankungsphase das mächtige Bedürfnis und die übergroße Hoffnung, sich zu beweisen, dass sie doch nicht schizophreniekrank sind, dass es sich bei ihrer psychotischen Episode um eine einmalige lebensgeschichtlich einzuordnende psychische Krise gehandelt hat.

Der Arzt befindet sich hier in einer schwierigen Situation. Er kann vor einer vorzeitigen Beendigung der Medikamentenbehandlung warnen. Wenn die Kranken darauf bestehen, kann er sich einer Probe aufs Exempel kaum entziehen, wenn er nicht einen vollständigen Behandlungsabbruch riskieren will. Tatsächlich ist der kontrollierte Absatzversuch mit professioneller Begleitung weniger risikoreich als der Behandlungsabbruch mit abrupter Medikamentenverweigerung.

Leider muss hinzugefügt werden, dass der Behandlungsabbruch, die Verweigerung einer Anschlusstherapie oder die unregelmäßige Nachbehandlung ohnehin häufiger sind als die systematische und regelmäßige therapeutische Begleitung nach der Remission.

Anzeichen eines Rückfalls

Wenn die Medikamente abgesetzt werden, ist eine sorgfältige Beobachtung ebenso unabdingbar wie die Selbstbeobachtung. Typischerweise werden die ersten Tage der Medikamentenreduktion von den Kranken als umfassende Besserung ihres Zustandes erlebt. Sie fühlen sich wach. Sie sind aktiver. Sie sind sozial zugewandter. Wenn es gut geht, kann das auch so bleiben. Leider ist die Entwicklung in den meisten Fällen anders. Nach unterschiedlich langer Zeit, nach zwei, vier, sechs, acht Wochen tritt eine Änderung zum Negativen ein, deren Anzeichen vielfältig sein können und sich über das gesamte Spektrum der Prodromal- und Frühsymtpome schizophrener Psychosen erstrecken. Es ist hilfreich, wenn Therapeutinnen und Therapeuten die Vorgeschichte der Psychose sorgfältig erhoben haben. Es spricht einiges dafür, dass frühere Prodromi sich bei einem Rückfall wiederholen.

Einige dieser Zeichen und Symptome seien hier angeführt: vemehrte Ängstlichkeit, sozialer Rückzug, Vernachlässigung der Kleidung und / oder der Körperpflege, Schlafstörungen, vermehrte Aktivität, vermehrter Rededrang, Überreaktionen auf akustische oder optische Reize, insbesondere Farben, Anklänge von paranoiden Ideen oder Befürchtungen, körperliche Missbefindlichkeiten und hypochondrische Anwandlungen, vermehrte Ambivalenz und Ratlosigkeit, Schwerbesinnlichkeit, Veränderungen des Affekts, Klagen über andrängende Gedanken.

Die bloße Aufzählung so zahlreicher diskreter Zeichen macht deutlich, was alles geschehen und der Beobachtung entgehen(!) kann, wenn man nicht sorgfältig nachfragt, wenn man nicht der Zusammenarbeit der Kranken und ihrer Angehörigen gewiss sein kann oder wenn die Sprechstundentermine zeitlich zu weit auseinander liegen.

Faustregel muss sein, dass jede Veränderung, welcher Art immer, die nicht plausibel durch äußere psychosoziale Ereignisse erklärt werden kann, erstes Zeichen eines beginnenden Rückfalls sein kann. In dieser Phase sind Angehörige und Therapeuten und die Kranken selbst gehalten, so sorgfältig auf Veränderungen zu achten, dass sie gleichsam das Gras wachsen hören und dass sie in der Tat bereit sind, jedes Zeichen als potenzielles Alarmzeichen zu registrieren. In dieser Phase ist eine Haltung angebracht, die im übrigen Verlauf der Nachbehandlung einer Psychose kontraproduktiv ist: nicht jede normale, aber unerwartete oder unerwünschte Reaktion eines ehemals Psychosekranken als Zeichen des Rückfalls zu interpretieren. Das führt zu Übertherapie, Überfürsorglichkeit und Gängelung.

Wiederaufnahme der Neuroleptikatherapie

Die Gewichtung der Zeichen und der Symptome – der potenziellen Zeichen und Symptome muss man in diesem Zusammenhang sagen – hat in einem besonderen Prozess zu erfolgen. Ist man zu dem Erkenntnis gekommen, dass man es mit einem beginnenden Rezidiv zu tun hat, sollte man die Neuroleptikabehandlung schleunigst wieder aufnehmen, selbstverständlich in Absprache mit den Kranken. In dieser Initialphase des Wiederbeginns ist das dann in der Tat nicht mehr Rückfallprophylaxe, sondern Behandlung von neu aufgetretenen, wie immer diskreten Krankheitssymptomen. Man muss deshalb eine Dosisfindungsphase einschalten, bevor man zur Routine der Rückfallprophylaxe zurückkehren kann.

Leider findet der Rückfall in der Regel nicht unter solchen Bedingungen der klinischen Beobachtung, also gleichsam unter Laborbedingungen, statt. Medikamente werden ohne ärztliche Zustimmung abgesetzt oder unregelmäßig eingenommen. Viele Kranke denken, es werde schon gut gehen. Nicht selten folgen sie dem Rat von Angehörigen, häufiger von Freunden, die ihnen wohlmeinend raten, das mit den Medikamenten doch zu lassen. Sie würden davon nur krank.

Bei fehlender kritischer Selbstbeobachtung dauert es länger, bis die Kranken zurück in die Behandlung finden. Gerade wenn sie sich beweisen wollen, dass ihre Psychose Ausdruck einer Lebenskrise war und sich nicht wiederholen wird, tendieren sie auch dazu, die Zeichen des Wiedererkrankens zu missdeuten, bis sie schließlich unter dem Einfluss des zentralen schizophrenen Syndroms durch Veränderung ihres Erlebens und ihrer Wahrnehmung wie zu Beginn ihrer Erkrankung nicht mehr in der Lage sind, ihre Veränderung als psychotisch zu erkennen. Sie geraten ungünstigenfalls in den gleichen Teufelskreis wie zu Beginn ihrer Psychose.

Konsequente Rückfallprophylaxe

Das beste Mittel, den Rückfall zu vermeiden, ist die konsequente Rückfallprophylaxe mit Medikamenten. Leider ist diese keine Garantie. Auch bei regelmäßiger Medikamenteneinnahme kann es zum Rückfall kommen. Aus Gründen, die mit dem phasenhaften bzw. dem schubweisen Verlauf des Krankheitsprozesses zu tun haben, kann die Krankheit unabhängig von der

Behandlung eine solche Durchschlagkraft entwickeln, dass es zum psychotischen Rezidiv kommt. Es spricht einiges dafür, dass solche Wiedererkrankungen auch nicht durch rechtzeitige, zum Teil massive Erhöhung der Medikamente abgefangen werden können. In solchen Situationen ist eine rechtzeitige Wiederaufnahme in der Klinik angezeigt, in der die Kranken aus dem Geflecht ihrer psychosozialen Belastungen herausgenommen und rundum psychotherapeutisch, soziotherapeutisch und medikamentös betreut werden können.

In den Katalog der Maßnahmen der Rückfallprophylaxe gehört neben der Medikamentenbehandlung auch eine »Diätetik« des Lebens mit der Psychose: Die Erkundung der eigenen Verletzlichkeit, die Vermeidung von überfordernden psychosozialen Situationen, das aktive Aufsuchen und Herbeiführen von Lebensituationen, die gut tun, die aufbauen. Dies sind Aspekte, die später in einem gesonderten Kapitel behandelt werden sollen.

Schlussbemerkungen

Der Rückfall gehört zu den Psychosen aus dem schizophrenen Formenkreis wie zu zahlreichen anderen – auch körperlichen – chronisch-rezidivierenden Krankheiten. Es ist eine Erschwernis der Therapie und eine Prüfung für Kranke, Angehörige und Behandelnde. Psychosozial kann er zur Katastrophe werden, wenn die Arbeit verloren geht, wenn Ausbildungspläne nicht verwirklicht werden können oder wenn die Erkenntnis nicht verkraftet wird, dass die Psychose andauert. Die Behandlung besteht wie in der ersten akuten Krankheitsphase in der Verbindung von Medikamentenbehandlung und psychotherapeutischer Begleitung.

9 Rückfallprophylaxe und chronisch-rezidivierender Verlauf

Mit der Gewissheit, dass wir es mit einem chronisch-rezidivierenden Verlauf zu tun haben, beginnt das eigentliche Ringen um die Bewältigung der Schizophrenie. Diese kann nur gelingen, wenn alle Beteiligten zusammenwirken, wenn die Kranken bei ihrer Aufgabe der Unterstützung der ihnen nahe stehenden Menschen wie der Behandelnden gewiss sein können. Dazu bedarf es des Lernens auf allen Seiten.

Grundvoraussetzung ist, wie bei allen chronisch-rezidivierenden Erkrankungen, die Befähigung der Kranken zur aktiven Auseinandersetzung mit ihrem Leiden. Sie müssen, so gut es geht, lernen, mit ihrer Krankheit zu leben, wenn sie sie schon nicht überwinden können. Voraussetzung dafür wiederum ist, dass sie so viel wie möglich über diese Krankheit wissen, dass sie aus der Betroffenenperspektive zu Experten ihrer Krankheit werden. Für die Angehörigen ist das nicht anders.

Die Therapeuten wiederum müssen sich auf die langfristige Begleitung ihrer psychosekranken Patientinnen und Patienten einlassen. Leider ist die Verbindung von lang andauernder Präsenz und Kompetenz im gegenwärtigen medizinischen Versorgungssystem keine Selbstverständlichkeit.

Obwohl sich das Zusammenwirken von Behandelnden, Kranken und Angehörigen gleichzeitig vollzieht, seien ihre unterschiedlichen Perspektiven dabei aus Gründen der Darstellungssystematik in gesonderten Abschnitten dieses Kapitels behandelt. Dies ist auch deswegen erforderlich, weil zwar das Ziel der Überwindung und Beherrschung der Krankheit für alle Beteiligten dasselbe ist. Das bedeutet aber nicht, dass Behandelnde, Angehörige und Kranke auf dem Weg dahin auch immer die gleichen Interessen haben. Das kann gar nicht so sein. Das Ausmaß an Betroffenheit ist dazu zu unterschiedlich. Therapeutinnen und Therapeuten üben, wie auch immer sie engagiert sein mögen, ihre Arbeit aus. Sie erfüllen ihre Berufsrolle.

Sie verdienen mit ihrer Tätigkeit ihren Lebensunterhalt. Die Kranken und ihre Angehörigen sind von der Psychose und deren psychosozialen Auswirkungen in ihrem Dasein, in ihrem Lebenslauf und ihren Vorstellungen vom Leben existenziell betroffen.

Es ist wichtig, diese Unterschiede wahrzunehmen, sie anzuerkennen und sie im Behandlungsalltag in Rechnung zu stellen. In der psychiatrischen Behandlung entstehen zwangsläufig Interessengegensätze zwischen den Beteiligten. Diese können Spannungen verursachen. Sie zu überdecken, kann nur schädlich sein. Es ist selbstverständlich, dass Angehörige und Therapeuten gefälligst miteinander zu reden haben, auch wenn ihre Rollen wie ihre Aufgaben bei der Behandlung grundverschieden sind. In den folgenden Abschnitten soll es zunächst um Rolle und Aufgabe der Behandelnden gehen.

Langfristige Strategie

Spätestens nach dem ersten Rückfall ist es notwendig, eine langfristige Behandlungsstrategie zu entwickeln, die von Kranken und Therapeuten in gleicher Weise getragen wird. Die klassische Arzt-Patienten-Rolle verändert sich. Die paternalistische Vorstellung von Medizin ist in der Psychiatrie ohnehin seit langem in Frage gestellt. Aber bei einer Krankheit mit chronisch-rezidivierendem Verlauf zeigt sich das in aller Deutlichkeit. Hier kann es nicht mehr darum gehen, dass der Patient tut, was die Ärztin oder der Arzt ihm sagt. Es bleibt nützlich, wenn er Expertenratschläge befolgt.

Aber auf lange Sicht kommt es darauf an, einen Behandlungsplan zu erarbeiten, dem ein gemeinsames Krankheits- und Behandlungsverständnis zugrunde liegt und der von beiden Seiten aktiv mitgetragen wird – ein Vertrag, der letzten Endes ausgehandelt werden muss. Die Krankheit wird behandelt. Aber über die Art und Weise der Behandlung wird verhandelt. Eine Therapie, hinter der vor allem die Experten stehen, die Kranken aber nicht überzeugt, kann langfristig nicht tragfähig sein. Sie ist ständig vom Behandlungsabbruch bedroht. Da es auch in dieser Krankheitsphase noch häufig vorkommt, dass die Behandelnden den Kranken ihre Therapie und ihre therapeutischen Vorstellungen aufdrängen, gehört die Gewinnung der Kranken für eine gemeinsame aktive und konstruktive Behandlungslinie zu den zentralen Theapiezielen, bis dies gelungen ist.

Medikamente

Dass die medikamentöse Rückfallprophylaxe spätestens nach dem ersten Rückfall zwingend ist, dass sie nunmehr sehr lange andauern muss, gehört zu den therapeutischen Selbstverständlichkeiten. Man kann allenfalls noch darüber reden, ob die Behandlung in Tabletten- oder Tropfenform oder in Form von injizierbaren Langzeitneuroleptika erfolgen soll. Auch über die Art der Neuroleptika, ihre Dosis und ihre Verträglichkeit ist zu diskutieren. Alles dies ist Basisbehandlung, ohne die der nächste Rückfall vorprogrammiert ist.

Psychotherapie und Psychoinformation

Die Überzeugung der Kranken, sich mit ihren Therapeutinnen und Therapeuten gegen die Psychose zu deren Überwindung zu verbünden, ist Aufgabe der psychotherapeutischen Stützung, Führung und Auseinandersetzung. Diese Form von Psychotherapie ist pragmatisch, eklektisch und auf konkrete Ziele ausgerichtet. Sie entspricht nicht dem, was viele Psychotherapeutinnen und Psychotherapeuten, die vorrangig Menschen mit psychoreaktiven oder Entwicklungsstörungen behandeln, unter Psychotherapie verstehen. Sie ist dennoch Psychotherapie; und sie besteht aus vielfältigen Einzelelementen. Was bei der Behandlung der akuten Psychose begonnen wurde, ist nun fortzusetzen.

Anfangs wurde die Psychoinformation, die Aufklärung über die Krankheit, zu Beginn der Psychose möglicherweise eher halbherzig betrieben und von den Kranken eher widerwillig aufgenommen, weil es eben dazugehört oder weil die Kranken ohnehin nicht so recht akzeptieren wollten, dass sie am Beginn einer langen Leidenszeit standen. Sie ist nunmehr mit allem Nachdruck und aller Intensität wieder aufzunehmen. Das kann über das persönliche Gespräch in der Zweiersituation geschehen. Es gibt aber auch andere Möglichkeiten.

Dazu gehört die systematische Psychoinformation im Rahmen eines zeitlich begrenzten Kurses in der Gruppe. Dafür liegen verschiedene ausgearbeitete und ausgefeilte Programme vor, z. B. jenes von Günther Wienberg, Sabine Schünemann-Wurmthaler und Bernhard Siebum: »Psychoedukative Gruppenarbeit mit schizophren und schizoaffektiv erkrankten

Menschen« (Pegasus Programm) oder von Angela KIESERG und Peter HORNUNG: »Psychoedukatives Training für schizophrene Patienten« (PTS).

Solche Programme lassen sich für den speziellen Gebrauch in Klinik und Ambulanz oder in der Sprechstunde ohne große Mühe in vielfältiger Weise modifizieren. In diesen Programmen werden Psychoinformation und Psychoedukation miteinander verbunden, Aufklärung und Verhaltenstraining. Im Pegasus Programm beispielsweise ist das Krankheitskonzept in der ersten Phase Gegenstand der Gruppenarbeit. Es wird über das Vulnerabilitäts-Stressmodell und biologische Bedingungsfaktoren der Verletzlichkeit gesprochen und über psychosoziale Bedingungsfaktoren der schizophrenen Verletzlichkeit. Die Entwicklung akuter Psychosen und das Erleben in der Psychose wird ebenso zum Gegenstand des Gesprächs und der Information gemacht wie Fragen von Stress, Belastbarkeit und Überforderung.

Im zweiten Teil wird die Medikamentenbehandlung zum Thema: Neuroleptika und ihre Wirkungen, Nebenwirkungen und der Umgang damit; das Risiko von Spätschäden, die Patientenmitverantwortung und die Zusammenarbeit mit dem Arzt oder mit der Ärztin.

Im dritten Teil schließlich geht es um Rückfallprophylaxe und Krisenbewältigung. Hier wird über individuelle Handlungsmöglichkeiten und die Bedeutung von Frühwarnzeichen gesprochen. Es wird gezeigt, dass es individuelle Frühwarnzeichen und individuelle Bewältigungsstrategien gibt. Schließlich wird ein Stufenplan zur Krisenbewältigung erarbeitet und ein individueller Krisenplan erstellt.

Hilfe zur Selbsthilfe

Psychoseseminar

Die psychoedukative Gruppenarbeit ist aber nur einer der vielfältigen Wege der Hilfe zur Selbsthilfe, die heute zur Verfügung stehen. Das Psychoseseminar, das von zwei Hamburgern, der psychoseerfahrenen Bildhauerin Dorothea BUCK und dem Psychologen Thomas BOCK entwickelt wurde, und das im deutschen Sprachraum große Verbreitung gefunden hat, ist ein anderer möglicher Weg.

Im Psychoseseminar treffen sich ebenfalls zeitlich begrenzt für jeweils ein Semester psychoseerfahrene Menschen, Expertinnen und Experten verschiedener Berufsgruppen und interessierte Mitbürger im Rahmen einer

Volkshochschule oder eines Universitätsseminars, auf jeden Fall aber außerhalb eines institutionalisierten therapeutischen Rahmens. Alle Beteiligten steuern ihre Erfahrungen bei, als Kranke oder ehemals Kranke, als Ärztinnen oder Psychologen, Sozialarbeiterinnen oder Krankenpfleger, als beteiligte Angehörige, Freunde oder Nachbarn oder schlicht als Interessierte, die ihren gesunden Menschenverstand einbringen.

Diese Seminare haben den Vorteil, dass sie die Psychose bis zu einem gewissen Grad normalisieren und unmittelbare Verbündete bei der persönlichen Entstigmatisierung und beim Stigmamanagement schaffen. Das Psychoseseminar relativiert die »Einmaligkeit« des Erlebens in der Psychose. Es zeigt, dass auch Menschen, die nicht in psychiatrischer Behandlung waren, Grenzerfahrungen gemacht haben, die sie in die Nähe psychotischen Erlebens gebracht haben, und hilft bei der sozialen Einordnung des eigenen Erlebens bzw. der eigenen psychiatrischen Vorerfahrungen.

Selbsthilfegruppen

Eine weitere Möglichkeit der Hilfe bietet eine der vielen Selbsthilfegruppen für psychisch Kranke oder ehemals psychisch Kranke – sie nennen sich in diesen Gruppen Psychiatrieerfahrene. Solche Gruppen können für viele Kranke hilfreich sein. Andere erleben sie eher als Belastung, weil sie sie ständig mit der Krankheit und mit dem Leid anderer konfrontieren. Dazu kommt, dass Selbsthilfegruppen nicht ganz selten einen militanten, teilweise einen antipsychiatrischen Charakter haben, dass sie sich gegen den Einsatz von Neuroleptika wenden und dass sie die Psychiatrie vorrangig als eine Institution der Gewalt betrachten. Dies kann so sein. Dies ist aber keineswegs immer so. In vielen Gruppen lernen Psychiatrieerfahrene den differenzierten Umgang mit der Psychiatrie und mit den Medikamenten. Und selbst wenn es so ist, kann das für manche Kranke eine Hilfe sein, ihre traumatischen Erfahrungen mit der Psychiatrie und der psychiatrischen Behandlung zu bewältigen – und die gibt es.

Gezielte Psychotherapie

Psychoinformation und Psychoedukation sind aber nur ein Teil der psychotherapeutischen Aufgabe. Zentraler Bestandteil der Psychotherapie in der therapeutischen Zweierbeziehung ist die Einordnung des Erlebens der

Krankheit und des Lebens mit der Psychose in das eigene psychische Gefüge und in das soziale Leben: Was bedeutet das für die eigene Identität, für die Art und Weise, wie andere, Angehörige, Freunde, Kollegen einen betrachten? Was bedeutet es für die Fähigkeit, das Leben zu bewältigen? Welche Einschränkungen, welche Behinderungen letzten Endes muss man in Rechnung stellen und in Kauf nehmen?

Dazu gehören schwerwiegende Probleme, die die Last der Krankheit noch einmal schlagartig deutlich machen: Muss man seine beruflichen Hoffnungen begraben oder revidieren? Wird man eine Lehre oder ein Studium zu Ende führen können? Kann man den Stress der Belastung durch Schichtarbeit, Vorgesetztenfunktion oder berufliche Hektik aushalten? Darf man sich ein unfreundliches Betriebsklima zumuten?

Noch schwerwiegender können Probleme der Partnerschaft sein, vollends die Frage, ob man Kinder haben darf oder soll. Dabei geht es gewiss auch um die Frage der möglichen erblichen Belastung, aber keineswegs nur und nicht in allen Fällen: Was bedeutet beispielsweise die Belastung der Schwangerschaft? Was bedeutet der Verzicht auf Kinder für die lange gehegten Hoffnungen auf ein eigenes Leben? Was bedeutet die verminderte Belastbarkeit, das ständige Rückfallrisiko oder die Wiedererkrankung für das Leben und die Entwicklung der Kinder?

Es versteht sich fast von selbst, dass all diese Fragen im Gefolge der Psychose druchgearbeitet werden müssen und dass dies Kraft und Zeit braucht und die Unterstützung, die nur eine systematische, empathische Psychotherapie vermitteln kann.

Psychoemotionale Stabilisierung

Die dritte Aufgabe der Psychotherapie besteht in der psychoemotionalen Stabilisierung und Weiterentwicklung jenseits konkreter Lebensprobleme. Vor allem bei jungen Schizophreniekranken führt die Psychose fast regelmäßig zum Rückschlag in der psychoemotionalen Entwicklung. Die Betroffenen wirken häufig jünger als vor der Erkrankung. Das schlägt sich auch im Verhalten und in Lebensentscheidungen nieder. Junge Erwachsene, die bereits selbstständig gelebt haben, kehren ins Elternhaus zurück. Andere ziehen sich aus Partnerschaften zurück oder gehen Beziehungen zu Menschen ein, die sie vor der Erkrankung nicht in Betracht gezogen hätten.

Das Erleben der Psychose macht regelmäßig einen Prozess der psychoemotionalen Nachreifung erforderlich, der über Monate, oft über Jahre andauern kann. In dieser Zeit muss nicht nur die Beziehung zu Eltern und Geschwistern neu definiert werden. Es bedarf der Klärung, welches Maß an emotionaler Nähe man ertragen, welches Ausmaß von Distanz man aushalten kann. In diesen Zusammenhang gehört jenes Konzept, das als »EE-Konzept« in die psychiatrische Literatur eingegangen ist: Emotional Engagement, zu Deutsch emotionaler Kontakt oder emotionale Beziehung.

Die Familie und das Rückfallrisiko

In Forschungen über die Beziehung zwischen Schizophreniekranken und ihren Angehörigen, insbesondere ihren Eltern, in geringerem Ausmaß ihren Partnern, wird offenbar, dass die Atmosphäre nicht selten gespannt, manchmal sogar feindselig ist, dass man Mühe hat, sich gegenseitig zu ertragen und doch aufeinander angewiesen ist – und dass dies unmittelbare Folgen für den weiteren Krankheitsverlauf hat. Wenn das Familienmilieu entspannt und freundschaftlich ist – gelassen –, wird das Rückfallrisiko vermindert. Wenn familiäre Spannungen bestehen, insbesondere wenn die Angehörigen das Verhalten des psychisch gestörten Menschen vermehrt kritisch betrachten und ständig Kritik aussprechen, erhöht das das Rezidivrisiko.

Es geht hier nicht darum, zu urteilen oder gar zu verurteilen. Jeder, der mit psychisch Kranken, mit über die Maßen verletzlichen Menschen, zusammengelebt oder im therapeutischen Rahmen gearbeitet hat, weiß, wie schwer es ist, Gelassenheit zu wahren. Jeder, der mit seiner Verletzlichkeit und mit psychotischen Symptomen eng mit anderen Menschen zusammengelebt hat, weiß andererseits, wie schwer er sich verständlich machen kann, wie häufig es zu Missverständnissen kommt, wie leicht Gereiztheit auf beiden Seiten aufkommt. Dies muss Gegenstand der psychotherapeutischen Bearbeitung sein.

Pragmatische Lösungen

Das soll nicht heißen, dass sich das auf jeden Fall auflösen lässt. Wichtig ist, dass geklärt wird, was sich dort abspielt und dass Wege aus der Falle des Beziehungsclinches gesucht werden. Das kann in dem pragmatischen englischen Ansatz bestehen, den zeitlichen unmittelbaren Kontakt in solchen Beziehungen auf 35 Stunden in der Woche zu begrenzen, z. B. durch den Besuch einer Tagesstätte oder einer Tagesklinik, durch den Aufenthalt in einer eigenen Wohnung oder andere äußere Maßnahmen.

Das kann aber auch darin bestehen, dass sich alle Beteiligten an einen Tisch setzen und versuchen, eine Lösung zu finden, die von gegenseitiger Toleranz und Einsicht getragen ist. Dies ist aber nicht selten sehr schwer, wenn die richtige Relation von Nähe und Distanz nicht gefunden werden kann – z. B. auch deswegen nicht, weil der Psychosekranke in einer Phase der emotionalen Instabilität in kurzem Wechsel ganz unterschiedliche Bedürfnisse hat oder weil die Angehörigen aufgrund von Vorerfahrungen ängstlich und überwachsam sind (verständlicherweise) oder aus mannigfachen anderen Gründen.

Dieses Beispiel zeigt im Übrigen, dass die Hilfe bei der Lösung von konkreten Lebensproblemen auch eine Aufgabe von Psychotherapie sein kann. Das gilt in besonderem Maße, wenn affektive oder kognitive Restsymptome der Psychose oder erhöhte Verletzlichkeit bestehen, die es dem Betroffenen erschweren, ihre eigene sozioemotionale Situation zu erfassen und dahin zu ordnen, sodass sie ständig das Gefühl haben, die Dinge wüchsen ihnen über den Kopf. Lebenbereiche, in denen dies geschehen kann, sind nicht nur sozioemotionale Beziehungen. Solche Probleme können auch im instrumentalen Bereich auftreten – oder häufig – im Umgang mit Ämtern oder Behörden, wo schwer verständliche Vorschriften und Verordnungen den Vorrang haben vor rational ableitbaren Regeln. Hier sind die Anknüpfungspunkte für Verhaltenstraining und kognitive Verhaltenstherapie.

Psychotherapie ist wichtig

Nimmt man alles dies zusammen, wird deutlich, wie wichtig Psychotherapie im Verlauf und im Gefolge der chronisch rezidivierenden schizophrenen Psychose ist. Es wird sichtbar, wie widersinnig die traditionelle psychiatrische Irrlehre ist, Psychotherapie bei Psychosen sei schädlich. Dahinter verbirgt sich die Vorstellung, Psychotherapie sei identisch mit Psychoanalyse im engeren Sinne und nicht ein pragmatisches, lösungsorientiertes Verfahren zur Klärung und Reflexion der eigenen Lebenssituation und zur besseren Bewältigung des eigenen Lebens, mit Unterstützung des Therapeuten, wo dies erforderlich ist, und als Hilfe zur Selbsthilfe, wo dies möglich ist. Das Gegenteil ist richtig: Niemand braucht Psychotherapie dringlicher als ein Mensch, der durch die Psychose aus der Bahn seines bisherigen Lebens geworfen worden ist, für den nichts mehr ist, wie es einmal war, und der sich nach einer schweren Erschütterung in seiner emotionalen, intellektuellen und sozialen Existenz wieder zurechtfinden muss. Wer dies erlebt hat, hat Anspruch auf psychotherapeutische Hilfe.

Soziotherapie

Zum Abschluss dieses Kapitels sei auf die soziotherapeutischen Bedürfnisse und Notwendigkeiten eingegangen. Zunächst sei festgehalten, dass Medikamentenbehandlung und Psychotherapie so lange Vorrang haben, so lange keine schweren sozialen Beeinträchtigungen bestehen – und so lange Hoffnung besteht, dass eine weit gehende Wiederherstellung mit Hilfe von Medikamentenbehandlung und Psychotherapie möglich ist. Therapie hat dem Prinzip zu folgen, dass ein größtmöglicher Effekt bei möglichst geringem Aufwand erzielt werden soll. In der Akutphase ist das zunächst die Medikamentenbehandlung. In der Wiederherstellungsphase und in der Phase der Bewältigung der chronisch-rezidivierenden Behandlung ist das daneben vor allem die Psychotherapie. Soziotherapie hat in dieser Zeit unterstützende Funktion. Sie leistet Hilfen des Übergangs. Sie hat eine ähnliche Rolle wie die Krücke bei Menschen mit Beinbruch.

Im Grundsatz hat soziotherapeutische Betreuung das Ziel, den Kranken neben Pflege und Behandlung, die medizinisch begründet sind, die Erfüllung seines Anspruchs auf angemessene Wohnung, auf Betätigung und auf Teilhabe am gesellschaftlichen Leben zu gewährleisten (Sachverständigenbericht 1988). Solange diese Lebensfelder nicht ernstlich gestört oder bedroht sind und die psychotische Erkrankung als Übergangsphase betrachtet werden kann, hat Soziotherapie die Aufgabe, die anderen gezielteren Therapieverfahren zu unterstützen und zu fördern.

Mit anderen Worten: Soziotherapie hat ein behandlungs- und genesungsförderndes Milieu bereitzustellen, wo immer dies möglich ist. Soziotherapie vermittelt Hilfe bei der Strukturierung des Tages im Sinne von Beschäftigung, die in dieser Zeit fast immer Surrogatbeschäftigung, künstliche Betätigung ist wie Ergotherapie, Kunstherapie und Ähnliches. Soziotherapie leistet Hilfe oder Wiedererprobung der sozialen Fähigkeiten in der Gruppe, im therapeutischen Club oder in der Gestaltung von Freizeit. Sie ist anders als in der Phase der Rehabilitation oder in der Phase der chronischen Beeinträchtigung nicht führendes, sondern Hilfsverfahren. Das bedeutet nicht, dass sie unwichtig ist. Sie vermeidet Sekundärschäden und sie wirkt dem Gefühl der inneren Leere durch Gestaltung des Tages entgegen und durch Angebote kreativer Inhalte bei.

Schlussbemerkungen

Nach dem ersten Rückfall müssen wir uns darauf einstellen, dass die Psychose einen chronisch-rezidivierenden Verlauf nimmt. Das ist kein Grund zur Resignation. Mit dieser Erkenntnis beginnt das eigentliche Ringen um die Bewältigung der Krankheit. Voraussetzung dafür ist eine langfristige Behandlungsstrategie, die von Kranken und Therapeuten gemeinsam getragen werden muss, wenn immer möglich unter Beteiligung der nächsten Angehörigen. Medikamentöse Rückfallprophylaxe, Psychotherapie und Psychoinformation gehen dabei Hand in Hand. In dieser Phase wird es wichtig, die Kranken bei allem zu unterstützen, was ihre Selbstständigkeit fördert. Der Kontakt mit der Selbsthilfebewegung kann dazu ebenso dienen wie soziales Verhaltenstraining oder kognitive Verhaltenstherapie. Aber auch tiefenpsychologisch fundierte Verfahren helfen Menschen, die durch die Psychose aus der Bahn ihres bisherigen Lebens geworfen sind und die sich nach der schweren Erschütterung durch die Krankheit wieder zurechtfinden müssen. Die Soziotherapie hat in dieser Phase eine stützende Funktion. Sie leistet Hilfe im Alltag, wo die Kranken sozialen Anforderungen in der Komplexität unseres gesellschaftlichen Lebens nicht gewachsen sind.

10 »Therapieresistenz«. Wenn die Krankheit andauert

Wenn die Behandlung nicht den gewünschten Erfolg hat, kann das vielfältige Ursachen haben. Zu den Selbstverständlichkeiten gehört es, dann die Diagnose zu überprüfen und das Spektrum der möglichen Ursachen des Therapieversagens zu analysieren. Einigen der möglichen Gründe werden wir im Folgenden nachgehen.

Persistieren positiver Symptome

Gelegentlich kommt es vor, dass produktive bzw. positive Krankheitsymptome nicht oder nicht ausreichend auf die Medikation ansprechen. Denkstörungen bilden sich nicht zurück. Halluzinationen bleiben bestehen. Angst hält an. Verfolgungsideen oder systematisierter Wahn bleiben unbeeinflussbar. Wenn dies der Fall ist, muss als Erstes geklärt werden, ob die Medikamente, die verordnet sind, auch regelmäßig eingenommen werden. Wenn Zweifel bestehen, ist eine Spiegelbestimmung möglich, um zu kontrollieren, ob die Substanz in ausreichender Menge aufgenommen wird. Wenn dies der Fall ist, kann die Dosis bei ausreichender Verträglichkeit erhöht oder das Medikament gewechselt werden.

Nach ausreichend langer Dauer der Behandlung mit konventionellen Neuroleptika empfiehlt sich das Umsetzen auf eines der neueren atypischen Neuroleptika bzw. umgekehrt. Bleibt der Therapieerfolg auch dann unbefriedigend, ist die Behandlung mit Clozapin (Leponex) indiziert. Bringt auch diese Behandlung innerhalb von drei bis sechs Monaten nicht den ausreichenden Erfolg, so muss man sich darauf einstellen, dass die noch vorhandene Symptomatik in der Tat therapieresistent ist. Dann gilt es, Wege zu suchen, den Kranken zu helfen, mit dieser Symptomatik mit möglichst geringen Einschränkungen und Behinderungen zu leben.

In welcher Weise dies zu geschehen hat, hängt von der Art und der Ausprägung der Symptome ab. Davon hängt natürlich auch ab, wie erfolgreich eine solche Behandlung sein kann. Nicht wenige Patientinnen und Patienten lernen es, ganz gut mit ihren Stimmen zu leben, insbesondere dann, wenn sie eher beiläufig sind und wenn sie keine quälenden, belastenden oder gar imperativen Inhalte haben. Wenn dies der Fall ist, helfen häufig niederpotente Neuroleptika, den quälenden Charakter der Stimmen zu mildern. Der Umgang mit den Stimmen kann dann gut zum Gegenstand psychotherapeutischer Betreuung und Begleitung werden. Jenseits von Klärung und psychotherapeutischer Unterstützung gibt es eine Reihe von verhaltenstherapeutischen Techniken, die dabei helfen können, mit den Stimmen zu leben. Dazu gehört beispielsweise die systematische Ablenkung durch das Hören von Musik.

Auch Denkstörungen können durch mittelgradige Dosen von Neuroleptika gemildert werden, wenn sie persistieren. Hier sind im Rahmen der psychotherapeutischen Begleitung individuelle Wege zu suchen, wie die Kranken damit leben können. Selbstverständlich ist das nicht leicht. Aber es lohnt, sich in diesem Zusammenhang den BLEULERschen Satz in Erinnerung zu rufen, »dass das Gesunde dem Schizophrenen erhalten bleibt«. Dies gilt auch dann, wenn Störungen des Denkens vorliegen. Hier gilt es, mit den gesunden Anteilen zu arbeiten und die gestörten Anteile mit ihrer Hilfe möglichst weit gehend zu kontrollieren.

Das Persistieren negativer Symptome

Das Vorgehen beim Persistieren negativer Symptome ist noch mühseliger. Von der Medikamentenbehandlung ist wenig Hilfe zu erwarten. Das gilt insbesondere von hochdosierter Neuroleptikabehandlung. Im Gegenteil, beim Vorherrschen von Negativsymptomatik muss man versuchen, mit möglichst niedrigen Dosen auszukommen, um nicht so genannte sekundäre Negativsymptome auszulösen, die Nebenwirkungen der Neuroleptikabehandlung sind, insbesondere bei der Behandlung mit konventionellen hochpotenten Neuroleptika. Bei niedriger Dosierung (ein bis drei mg Haldol) werden bei der Behandlung mit konventionellen hochpotenten Neuroleptika Erfolge beobachtet. Mittel der Wahl sind derzeit die neueren atypischen Substanzen. Sie alle machen geltend, gegen Negativsymptome zu wirken. Dies gilt im

Übrigen auch für das Clozapin, das älteste und bislang bewährteste atypische Neuroleptikum. Alles, was die Neuroleptika nicht bewirken, ist Angelegenheit von psychosozialem Training und Rehabilitation – oder Angelegenheit von Geduld und Zeit. Meist dürfte es die Verbindung von beiden sein.

Fehlende Kooperation und Compliance

Die fehlende Zusammenarbeit zwischen Arzt und Patient, zwischen Ärztin und Patientin ist ein häufiger Grund für eine dann scheinbare Therapieresistenz psychotischer Störungen. Der Begriff der Compliance ist unglücklich gewählt. Er gerät bei Kranken, insbesondere bei solchen, die in Selbsthilfeorganisationen organisiert sind, zunehmend in Verruf. Er unterstellt einen einseitigen Prozess. Die Behandelnden ordnen an, die Kranken führen aus. Dies kann heute nicht mehr so gemeint sein. Wegen der Belastung des Begriffes setzt sich im angelsächsischen Sprachraum zunehmend der Begriff der »Konkordanz« durch.

Kranke und ihre Behandelnden suchen in Übereinstimmung den besten und geeignetsten Weg zur Behandlung der Krankheit. Bei lang anhaltenden psychischen Störungen muss das selbstverständlich so sein. Ich habe das in den einführenden Kapiteln bereits mehrfach hervorgehoben. Bei fehlender Übereinstimmung über Behandlungsziele und über die beste Art der Therapie kommt es zu Missverständnissen, kommt es zur Verweigerung der Kranken gegenüber medizinischen Ratschlägen. Das beginnt mit einem unterschiedlichen Krankheitsverständnis und endet mit dem Unverständnis und der inneren Ablehnung der vorgeschlagenen Maßnahmen, häufig ohne dass diese Vorbehalte artikuliert werden.

Bei fehlender Compliance genügt deshalb nicht das Insistieren der Behandelnden auf Medikamenteneinnahme oder regelmäßiger Teilnahme an soziotherapeutischen Maßnahmen. Mangelnde Compliance ist Anlass für eine Bestandsaufnahme für die Überprüfung der Grundlagen der Behandlung und für den Versuch, eine neue Übereinstimmung zu finden – eben eine Konkordanz darüber, wie vorzugehen ist. Das bedarf nicht nur der Zeit, sondern auch der Bereitschaft der Therapeuten, zuzuhören und, wenn erforderlich, einen Weg auszuhandeln, der nicht in jedem Fall ihren Idealvorstellungen von dem entspricht, was sinnvoll und notwendig ist. Im Umgang mit psychisch Gesunden gilt die Regel, dass körperlich Kranke in jedem Fall für sich selbst verantwortlich sind und entscheiden können, ob sie kooperieren wollen oder nicht. Gegenüber psychisch Kranken gilt sie mit Einschränkungen, weil die Schwierigkeit, eine Übereinstimmung zu finden, mit persistierenden Krankheitssymptomen im Bereich des Denkens oder des Affekts zu tun haben können. Auf keinen Fall kann es um ein Alles oder Nichts gehen. Vielmehr ist es angezeigt, über einen tragfähigen Weg der Behandlung zu verhandeln.

Mangelnde »Krankheitseinsicht«

Mit der Krankheitseinsicht ist das so eine Sache. Sie gilt als psychopathologisch begründetes Merkmal schizophrener Psychosen – als kognitives Defizit. Das mag teilweise berechtigt sein. Es sei jedoch davor gewarnt, das allzu einseitig zu sehen. Wer unter einem Wahn leidet, wer felsenfest davon überzeugt ist, verfolgt zu werden, bedroht und vergiftet zu werden, kann aufgrund seiner Weltsicht nicht verstehen, dass das, was mit ihm geschieht, krankhaft ist, dass er in Wirklichkeit an einer psychischen Krankheit leidet. Andererseits gibt es vielfältige Symptome psychischer Störungen, deren krankhafter Charakter auch bei Vorliegen psychotischer Störungen vermittelt werden kann. Auch hier gilt die Warnung vor dem Alles oder Nichts.

Angst beispielsweise oder Schlafstörungen, Müdigkeit, Erschöpfung, Abgeschlagenheit und Passivität gelten im Alltagswissen weiter Kreise der Bevölkerung als potenzielle Krankheitssymptome. Die Erfahrung zeigt, dass sie auch »krankheitsuneinsichtigen« Psychosekranken als solche vermittelt werden können. Wenn die Verständigung zwischen den Kranken und ihren Behandelnden sich schwierig gestaltet, kann es sinnvoll sein, sich über die Therapie solcher Teilsymptome zu einigen und auf diese Weise den Einstieg zu finden. Das kann auch der Einstieg in die Neuroleptikabehandlung sein.

Auf diesem Wege ist nicht nur eine Basisverständigung über die Behandlungsnotwendigkeit möglich, sondern auch ein Basisverständnis darüber, dass das, was die Kranken ängstigt und sich selbst entfremden lässt, etwas mit Medizin und mit Krankheit zu tun hat. Dieses Basisverständnis kann dann allmählich ausgeweitet werden. Mit der Rückbildung der Symptome bietet sich die Chance, die Einsicht zu fördern und womöglich den Krankheitscharakter des Gesamtbildes der psychotischen Veränderung zu erläutern und verständlich zu machen.

Hospitalisierungsschäden; Störungen des Handelns und des Wollens

Die Situation wird schwierig, wenn »Hospitalsierungsschäden« zu Hause oder in der Klinik bereits eingetreten sind und / oder intensive Störungen des Handelns und des Wollens vorliegen. Es handelt sich dabei um eine Form der Negativsymptomatik, aber eben um eine besondere Form. Deswegen soll dieser Aspekt gesondert behandelt werden.

Nach allgemeinem Verständnis sind solche Zustände mit vollständigem sozialem Rückzug verbunden, mit dem Bedürfnis, sich rundum versorgen zu lassen bei gleichzeitiger Verminderung fast aller anderen Bedürfnisse auf ein Minimum. Kranke, die in diesem Zustand zu Hause leben, bewegen sich nicht oder nur unter großem Zureden (oder unter Druck) aus ihrem Zimmer. Sie stehen morgens nicht auf. Sie vernachlässigen ihre Körperpflege. Sie sind mühsam unter die Dusche zu bringen. Sie laufen den ganzen Tag im Trainingsanzug herum. Sie wechseln ihre Kleidung nicht. Sie zeichnen sich dadurch aus, dass sie nichts tun. Sie freuen sich über nichts. Sie scheinen unbeeindruckt zu sein von dem, was um sie herum vorgeht. Sie nehmen nicht am gemeinsamen Essen teil. In schweren Fällen stellen sie vorübergehend sogar das Essen ein. Meist nehmen diese Patienten auch keine Medikamente ein.

Hier zu helfen, ist außerhalb der Klinik schwer. Wenn diese Patienten allein leben, tritt nicht selten ein Zustand von Verwahrlosung ein, der dann doch zur Intervention von außen führt. Wenn sie in der Familie leben, entwickelt sich häufig eine Szenerie stillen Leidens, in der die Angehörigen auch dann ohne Hilfe bleiben, wenn sie darum nachsuchen. Allenfalls der Hausarzt kommt in solchen Fällen ins Haus. Beim Psychiater ist das eher selten der Fall; und das Einweisungsgesetz greift nicht, weil ja keine dringende Gefahr der öffentlichen Sicherheit und Ordnung vorliegt. Wenn eine Klinikbehandlung nicht herbeigeführt werden kann, ist der erfolgversprechendste Weg, die Kranken in irgendeiner Weise zu überreden, wenigstens niedrige Dosen von Medikamenten einzunehmen. Wenn sich in solchen Konstellationen die Situation zuspitzt, müssen unkonventionelle Wege zur einer Lösung gesucht werden.

Die Drehtür

Der häufige Rückfall mit der Konsequenz der Wiederaufnahme in der Psychiatrischen Klinik ist ein Sonderfall der Therapieresistenz. Kranke erleiden ein Rezidiv. Sie dekompensieren in einem solchen Ausmaß, dass sie in die Klinik eingewiesen werden müssen. Ihr Zustand bessert sich. Sie werden entlassen, und kurze Zeit später dekompensieren sie erneut. Es gibt Kranke, die innerhalb weniger Jahre fünf-, zehn-, zwanzigmal wieder aufgenommen und wieder entlassen werden, die zuverlässig nach wenigen Wochen oder wenigen Monaten wieder zurückkehren. Auch das kann vielfältige Gründe haben.

Der häufigste besteht darin, dass sie kurze Zeit nach der Entlassung die ambulante Behandlung abbrechen, dass sie sie häufig erst gar nicht aufsuchen. Meistens setzen sie bald nach der Entlassung die Medikamente ab. Häufig werden sie zu schnell wieder aus der Klinik entlassen. Das wiederum kann unterschiedliche Gründe haben. Die bloße Vorgeschichte entmutigt die Therapeutinnen und Therapeuten oft, eine konsequente Durchbehandlung zu versuchen. Wer zum 37. Mal in die Klinik kommt, wird oft nur als vorübergehender Gast begrüßt, eine Krisenintervention absolvieren und, wenn er dies wünscht, nach wenigen Tagen wieder entlassen.

Eine andere Gruppe von Patientinnen und Patienten wird als behandlungsbedürftig erkannt, ist jedoch behandlungsunwillig; und Gründe für eine fürsorgliche Zurückhaltung liegen nicht vor. Sie sind krank, aber friedfertig. Sie stören niemanden, wenn sie in die Gemeinde entlassen werden. Gerichtsärzte, Amtsärzte, psychiatrische Kommissionen und Gerichte sehen keinen Grund, sie einer Behandlung gegen ihren Willen zuzuführen. Sie bleiben auf diese Weise ihrem Schicksal des Lebens mit der unzureichend behandelten Krankheit überlassen. Sie selbst sind nicht im Stande, angemessene Hilfe zu organisieren. Oft ist ihr Hilfesuchverhalten gestört. Oft erkennen sie auch ihre eigenen Bedürfnisse nicht. Genau so oft sind sie zufrieden mit dem Leben im Elend, weil die Krankheit zu einer Minimisierung ihrer Lebensbedürfnisse geführt hat.

Bei dieser Patientengruppe lohnt es, die Drehtür zu stoppen. Das kann auf doppelte Weise geschehen: Durch die Aufnahme in die Klinik für eine längere Zeit: drei Monate, sechs Monate, ein Jahr – oder durch die Zuweisung an eine gut durchorganisierte Nachsorgeeinrichtung, die auch aufsuchende Hilfe leistet, die also nicht resignierend die Hände in den Schoß legt, wenn ein Patient oder eine Patientin den vereinbarten Termin nicht einhält. Oft ist eine Kombination von beiden Maßnahmen angezeigt: Erst Stabilisierung durch eine stationäre Behandlung, dann nach sorgsamer Vorbereitung Zuweisung an einen sozialpsychiatrischen Dienst, an eine multiprofessionell organisierte Nachsorgeeinrichtung.

Doppelerkrankung Psychose und Abhängigkeit

Es gibt Krankheiten, die in Mode kommen. Nicht selten geschieht dies zum Nutzen der Kranken. Derzeit sind die so genannten »Doppeldiagnosen« Mode, so sehr, dass sie gelegentlich ohne Spezifizierung für sich stehen. Gemeint ist in der Regel, dass jemand, der an einer Psychose erkrankt ist, außerdem noch alkohol-, medikamenten- oder drogenabhängig ist. An verschiedenen Orten, etwa in Hamburg oder in Zürich hat man Spezialstationen für diese Kranken eingerichtet. Dafür gibt es gute Gründe. Im gewöhnlichen psychiatrischen Setting sind diese Kranken wenig erwünscht. Sie »passen nirgendwo ins Konzept«. Auf den Abteilungen für Abhängigkeitskranke stört man sich daran, dass sie an einer Psychose leiden. Auf den Abteilungen, die allgemeinpsychiatrisch arbeiten, sprengt die Abhängigkeit das Konzept. Ob sie nun Cannabis rauchen, übermäßig dem Alkohol zusprechen oder, am schlimmsten, Cocain oder Heroin missbrauchen, sie bringen die Abteilungsordnung durcheinander und sie fügen sich in keinen rechten Therapieplan ein.

Trotzdem bedarf es der Spezialisierung auf diese Patientengruppen nicht unbedingt, um Zuweisung und angemessene Behandlung zu gewährleisten. Ein Schizophreniekranker, der außerdem von irgenwelchen Suchtstoffen abhängig ist, bleibt vorrangig ein Schizophreniekranker. Er wird dort angemessen behandelt, wo andere Schizophreniekranke auch behandelt werden. Diese Forderung ist an das psychiatrische Behandlungssetting zu stellen. Nur in der akuten Situation beim Entzug von Alkohol oder Heroin ist der Rahmen einer Abteilung für Abhängigkeitskranke angemessen und richtig. Wenn der Entzug vorbei ist, wird die allgemeine Psychiatrie wieder zuständig. Die Behandlung der Psychose hat Vorrang.

Allzu häufig ist der Gebrauch von Suchtstoffen eine sekundäre Krankheitsfolge in dem Sinn, dass die Psychose nicht zureichend behandelt worden ist. Alkohol oder Heroin werden als untaugliche Mittel zum Bekämpfung von psychotischen Symptomen wie Angst und Unruhe eingenommen. Das ist der Grund, weshalb die Behandlung der Grundkrankheit zugleich der erste Schritt zur Behandlung der sekundären Abhängigkeit ist. Die Komplikation der Psychose durch die Suchtstoffabhängigkeit kann ein Grund sein, ähnlich wie beim Drehtürpatienten eine längere stationäre Behandlungsphase einzuschalten, um zu einer Stabilisierung beizutragen und die Rückkehr in ein verändertes soziales Milieu einzuleiten.

Was ist zu tun?

Die Kapitelüberschrift »Therapieresistenz« habe ich nicht umsonst in Anführungszeichen gesetzt. Der Begriff entstand im Zusammenhang mit der Depressionsbehandlung und ist bei deren Fachleuten mittlerweile ebenso ungeliebt, wie er das für uns sein sollte. Im ersten Teil dieses Kapitels habe ich eine Reihe von Faktoren erörtert, die zu Schwierigkeiten bei der Behandlung schizophrener Psychosen führen. Nur zwei davon haben damit zu tun, dass die Krankheit sich gegenüber den verfügbaren Behandlungsmethoden als »resistent« erweist: Das Persistieren positiver und negativer psychotischer Symptome. Die gesondert aufgeführten Störungen des Handelns und des Wollens gehören zu den Negativsymptomen. Bei allen anderen handelt es sich um Probleme der Verständigung zwischen Therapeuten und Patienten über die Notwendigkeit und die Art der Behandlung, um Unzulänglichkeiten des Behandlungssystems und um Krankheitsfolgen wie Institutionalismus und sekundäre Abhängigkeit von Alkohol oder anderen Suchtstoffen.

Mit anderen Worten: Nicht alles, was unter Therapieresistenz subsumiert wird, ist der Behandlung wirklich nicht zugänglich, wenn man alle zu Gebote stehenden Möglichkeiten ausnützt, die Geduld bewahrt und die Kranken nicht aus den Augen verliert. Fehlende Kooperation und Compliance sind möglicherweise doch durch Beharrlichkeit und geduldiges Verhandeln mit den Kranken zu überwinden. Wenn das nicht oder nur teilweise gelingt, ist die Unterstützung durch die Angehörigen hilfreich, gegebenenfalls auch die von Freunden und Bekannten. Kooperation und Compliance sind nicht Ergebnis einer einmaligen Entscheidung. Sie sind Ausdruck eines Fließgleichgewichtes von Argumenten und Gegenargumenten, von Erlebnissen und Erfahrungen sowie von mannigfachen Einflussfaktoren im Umfeld der Kranken. Mit anderen Worten: es muss ständig daran gearbeitet werden.

Auch die »Krankheitseinsicht« ist ein solcher Faktor. Es sei daran erinnert, dass nicht nur Psychosekranke »uneinsichtig« sind. Der »unvernünftige« Umgang mit Krankheit und Therapie ist ein zentrales Problem der gesamten Medizin. Menschen wollen nicht krank sein. Sie tun alles, um ihren Zustand zu verleugnen, und Medikamenteneinnahme und Arztbesuche sind der Beweis des Gegenteils. Die Beendigung der Medikamenteneinnahme ist aus der Perspektive des Nicht-krank-sein-Wollens nur konsequent. Das gilt umso mehr, als der Rückfall ja nur ausnahmsweise auf dem Fuß folgt. Das Psychoserezidiv lässt nicht Tage, sondern Wochen auf sich warten. Durch den Fortfall der unerwünschten Medikamentenwirkungen fühlen die Kranken sich vielmehr zunächst oft besser, bis es dann soweit ist. Bei solchem Verhalten wird die Geduld der Behandelnden arg strapaziert. Das ändert aber nichts daran, dass man dann mit dem gleichen Engagement wie vorher von vorn anfangen muss, so schwer einem das gegebenenfalls auch fallen mag.

Noch schwieriger ist die Situation, wenn der Mangel an Einsicht in die Krankheit durch psychotische Symptome gestützt wird. Meist sind dies Wahnsymptome, die einer unmittelbaren Argumentation nicht zugänglich sind. Das bedeutet aber nicht, dass solche Kranke überhaupt nicht erreichbar sind. Oft gibt es periphere Symptome, die sie stören oder unter denen sie leiden und die sie behandelt haben möchten. Dazu gehören Schlafstörungen, Unruhe und Angst, über deren Behandlung gegebenenfalls auch die Psychose selbst der Therapie zugänglich wird. Auch hier gilt es beharrlich, das Gespräch mit den Kranken zu suchen in der Hoffnung, sie am Ende doch für ein Behandlungsbündnis zu gewinnen.

Wenn Störungen des Handelns und des Wollens im klassischen BLEULERschen Sinne im Vordergrund stehen, geht es häufig gar nicht um Überzeugungsarbeit, sondern darum, den Kranken möglichst weit entgegenzukommen. Wenn ihr Wollen bzw. ihr Wollen-Können erkrankt ist, sind sie oft dennoch bereit, Hilfe entgegenzunehmen, wenn diese an sie herangetragen wird. In der Begrifflichkeit der modernen Sozialpsychiatrie nennt man dies »aufsuchende Hilfe«. Solche Kranken müssen, zumindest vorübergehend, zu Hause aufgesucht werden. Sie benötigen umfassende Unterstützung bei der Bewältigung ihres Alltags. In medikamentöser Hinsicht sind sie die typischen Kranken, bei denen eine längerzeitig wirkende Depotmedikation indiziert ist.

Wenn Krankheitssymptome persistieren, ist das zunächst eine Herausforderung an die Pharmakotherapie. Die Ausschöpfung aller Möglichkeiten erfordert umfassende psychopharmakologische Kenntnisse und langzeitige Erfahrungen in der Psychosentherapie gepaart mit Beharrlichkeit und Geduld. Unter den produktiven Symptomen ist es meist der systematisierte Wahn, nicht selten gepaart mit Angst und imperativen Eingebungen, der die Therapie auf die Probe stellt. Bei den negativen Symptomen sind es die Verminderung des Antriebes, das Nicht-wollen-Können und der Autismus, die am schwersten zugänglich sind. Daran haben auch die neueren atypischen Neuroleptika nicht viel geändert. Nach meiner Erfahrung ist es bei Vorherrschen negativer Symptome die zuverlässige Einnahme niedriger Dosen konventioneller oder atypischer Neuroleptika über längere Zeit, die am ehesten Abhilfe bringen. Dass die neueren Neuroleptika den klassischen darin überlegen sind, ist beim derzeitigen Stand der Forschung meines Erachtens eher eine Hoffnung als eine ausreichend belegte Tatsache. Trotzdem ist die Gabe von Clozapin indiziert, wenn man auf anderem Wege nicht zum Erfolge kommt.

Bei persistierendem systematisiertem Wahn gelten ähnliche Überlegungen. Hier ist sicher eine höhere Medikamentendosis indiziert. Aber es ist sicher falsch, nach der Devise zu handeln: Viel hilft viel. Wenn keine bedrohliche Erregung vorliegt, wenn der Wahn und die Eingebung für die Kranken oder für Dritte keine unmittelbare Gefährdung oder Bedrohnung darstellen, reicht eine mittlere, in ihren unerwünschten Wirkungen erträgliche Neuroleptikadosis aus. Wichtig ist, dass sie über lange Zeit gegeben wird. Das können beim systematisierten Wahn sechs Monate oder ein ganzes Jahr sein, bis sich der Erfolg einstellt. Da bei solchen Patientinnen und Patienten meist alle konventionellen Medikamente ausgereizt sind, ist Clozapin (Leponex) bei ihnen das Neuroleptikum der Wahl.

Wenn Kranke über lange Zeit mit einem systematisierten Wahn gelebt haben, ist dieser, auch wenn er sie quält und sie unfähig macht, das soziale Leben wahrzunehmen, das sie sich wünschen, oft zu einem Teil ihrer Identität geworden. Das gilt vor allem, wenn sie ihren Tageslauf aufgrund ihrer Wahninhalte gestalten, wenn ihre Aktivitäten durch Wahnideen gesteuert sind, ganz besonders, wenn es sich um Größenideen handelt. Dann kann die Unterdrückung des Wahns zu Inaktivität und innerer Leere führen und eine Sinnkrise bewirken, die geradewegs in den Suizid führt. Die Kranken sagen einem dies; und man tut gut daran, auf sie zu hören.

Wenn dies der Fall ist, erweist es sich als sinnvoll, einen Mittelweg anzusteuern: Die Angst und die Unruhe medikamentös zu mildern, die produktive Aktivität aber nur in Grenzen zurückzudrängen, sodass der Kranke mit seinem Wahn sozial mehr oder weniger integriert leben kann. Ich kenne eine Reihe von Patientinnen und Patienten, die auf diese Weise ein selbstständiges, subjektiv erfülltes Leben führen: als Künstler, als Erfinder oder als Denker. Sie leben auf diese Weise in und mit ihrer Psychose. Bei ihnen zeigen sich die Grenzen der Therapie: Mehr würde ihnen schaden.

Entscheidend für Art und Ausmaß der Behandlung »therapieresistenter« Zustände bleibt die Entwicklung der psychotischen Störung über die Zeit. Die Psychose ist kein stabiler Zustand. Sie kann nach Jahren, ja nach Jahrzehnten exacerbieren oder remittieren, wechselhafte Symptome zeigen und auch in höherem Alter noch abklingen. Wichtig ist, dass die jeweilige Therapie sich dem Verlauf anpasst, dass die Behandelnden den Menschen hinter der Psychose nicht aus dem Auge verlieren und vor allem, dass sie nicht vor der langen Zeit kapitulieren.

Schlussbemerkungen

Nicht immer ist der Verlauf der schizophrenen Psychosen chronisch-rezidivierend. Schon diese Bezeichnung klingt bedrohlich. Sie hat aber ihre positive Seite. Zwischen den Krankheitsepisoden bildet die Psychose sich ganz oder teilweise zurück. Die Kranken haben mithin symptom- und leidensfreie Intervalle, in denen es ihnen gut oder wenigstens besser geht. Wenn die Psychose sich als »therapieresistent« erweist, ist das anders. Dann sind die Krankheit und ihre Symptome den verfügbaren Therapieverfahren nicht zugänglich bzw. zum Teil nicht zugänglich. Dann dauert die Krankheit an; und dann ist guter Rat teuer.

Ich habe den Begriff der »Therapieresistenz« aber nicht ohne Grund in Anführungszeichen gesetzt. Sind Kranke und Behandelnde damit konfrontiert, ist das kein Grund zur Resignation. Es ist vielmehr eine Aufforderung zum Nachdenken, zur Analyse, zur Suche nach kreativen Lösungen. Die Gründe für eine scheinbare oder tatsächliche Therapieresistenz sind vielfältig. Ich habe sie in diesem Kapitel im Einzelnen analysiert. Viele von ihnen weisen Wege zu neuen therapeutischen Ansätzen. Stoßen die verfügbaren Behandlungsverfahren tatsächlich an ihre Grenze, gilt es, die Therapieziele neu auszurichten. Dann geht es beispielsweise nicht mehr darum, die Symptome der Krankheit vollständig zum Verschwinden zu bringen, sondern den Kranken zu helfen, in möglichst erträglicher Weise mit jenen Krankheitssymptomen zu leben, die fortdauern. Es geht darum, sie zu mildern, wo immer dies möglich ist, und gemeinsam mit den Kranken Techniken und Verfahren zu entwickeln, sich nicht von ihnen überwältigen zu lassen.

11 Rehabilitation und psychosoziale Hilfen

Ziel von Therapie ist es, eine Krankheit zu heilen, Gesundheit wieder herzustellen und die von Krankheit Betroffenen in die Lage zu versetzen, ihr früheres Leben vollumfänglich wieder aufzunehmen. Rehabilitation kommt zum Tragen, wenn die Behandlung ausgeschöpft ist, wenn sich die Hoffnungen auf vollständige Wiederherstellung als falsch erwiesen haben. Rehabilitation setzt sich zum Ziel, durch Krankheit oder Krankheitsfolgen Behinderten dabei zu helfen, besser mit ihrer Behinderung zu leben, behinderungsbedingte Einschränkungen durch das Erlernen neuer Fähigkeiten oder Training zu überwinden und durch Förderung gesunder Persönlichkeitsanteile Defizite in einem Lebensbereich durch verbesserte Leistungsfähigkeit in anderen Bereichen auszugleichen.

Die Rehabilitation von Psychosekranken beruft sich auf Eugen BLEULERS zentralen Satz: »Den Schizophrenen bleibt das Gesunde erhalten«. Psychiatrische Rehabilitation greift auf die verbliebenen Ressourcen zurück und sucht sie für die berufliche und soziale Wiedereingliederung wo immer möglich zu nutzen.

Wichtig ist, dass die Rehabilitation als gezielte Maßnahme erst einsetzt, wenn durch Behandlung eine weit gehende Stabilisierung erreicht ist. Wenn noch behandlungsfähige psychotische Symptome bestehen, etwa Denkstörungen, Wahn oder Verfolgungsideen und Angst, krankhafte Irritierbarkeit der Gefühle oder therapiefähige Störungen des Wollens und des Handelns, sind Vorsicht und Zurückhaltung angebracht. Überforderung und vorzeitige hohe Erwartungen führen leicht zum Rückfall, zu Enttäuschung, Verlust der Hoffnung und Verzweiflung. Rehabilitationsmaßnahmen bedürfen der sorgsamen individuellen Dosierung. Sonst werden sie zum Risiko. Rehabilitation bedarf der Vorbereitung im milieutherapeutischen Rahmen der Klinik oder der Tagesklinik durch Prüfung der sozialen Kompetenzen im Rahmen von Ergotherapie, Arbeitstherapie und der soziotherapeutischen Gestaltung des Alltags auf der Abteilung – oder zu Hause.

Grundlagen der Rehabilitation bei psychischen Störungen

Bei der Rehabilitation Psychosekranker ist Folgendes von zentrale Bedeutung:
Psychische Behinderung ist, anders als geistige oder körperliche Behinderung, nicht stabil, sondern mannigfachen Wechselfällen unterworfen. Der Langzeitverlauf von Psychosen aus dem schizophrenen Formenkreis ist typisch dafür. Die Besonderheiten seelischen Krankseins wirken sich somit in anderer Weise aus, als bei der Rehabilitation körperlich oder geistig Behinderter. Das bedingt auch, dass ihre Integration in allgemeine Rehabilitationsprogramme sich immer wieder als untauglich erweist. Ein Rezidiv zur Unzeit kann langjährige Rehabilitationsbemühungen zunichte machen. Deswegen gehört die Langzeitbehandlung unabdingbar zu allen Bemühungen der Rehabilitation Psychosekranker. Dabei bedürfen vor allem drei Faktoren besondere Beachtung.

1. Psychotische Störungen und die daraus erwachsenden Behinderungen sind durch einen chronisch-rezidivierenden Verlauf der Grundstörung gekennzeichnet.
2. Behinderungen, die im Gefolge einer psychischen Krankheit zu erwarten sind, sind umso schwerer, je unzureichender die Anfangsbehandlung gewesen ist und je größer die sozialen Defizite sind, die die Kranken mitbringen. Wer eine gute Schulbildung und einen Beruf hat, wer Angehörige und Freunde hat, die sich um einen kümmern, hat günstige Voraussetzungen für eine psychiatrische Rehabilitation. Aber bezeichnenderweise genügen für solche Kranke meist die Maßnahmen einer konventionellen psychiatrischen Behandlung. Der typische rehabilitationsbedürftige psychisch Kranke hat keinen Schulabschluss, keinen Beruf, keine Freunde, begrenzten Kontakt zu Angehörigen und lebt in ungünstigen wirtschaftlichen Verhältnissen.
3. Die Persönlichkeitseigenschaften, die eine erfolgreiche Rehabilitation gewährleisten, sind von der psychischen Krankheit mitbetroffen. Solche Eigenschaften sind gute Motivation, geistige und soziale Beweglichkeit, soziale Kontaktfähigkeit und Kontaktbereitschaft, Beharrlichkeit und Ausdauer sowie gutes Konzentrationsvermögen. Seelisch Behinderte sind aber in aller Regel durch Antriebslosigkeit, erhöhte Verstimmbar-

keit und Verletzlichkeit, vermehrte Angst und Zurückgezogenheit gekennzeichnet. Man könnte schlussfolgern, den typischen Rehabilitanden mit psychischen Behinderungen fehlen alle jene Eigenschaften, die für einen Rehabilitationserfolg notwendig sind. Sie haben keine Motivation, sind unbeweglich und kontaktarm. Sie können sich nicht konzentrieren und haben keine Ausdauer.

Wir erwarten von Rehabilitandinnen und Rehabilitanden, dass sie aktiv mitarbeiten, dass sie motiviert sind, dass sie einen klaren Willen zeigen. Und wir sind mit der Tatsache konfrontiert, dass eben dieser Wille von seelischer Krankheit mitbetroffen sein kann. Das stellt sich nun besondere Anforderungen an Rehabilitationsmaßnahmen für psychisch Kranke. Es stellt auch die Rehabilitanden und ihre Angehörigen vor große Probleme. Sicher ist, dass die Besonderheiten psychischer Störungen und ihrer Folgen bei der Entwicklung von Rehabilitationsmaßnahmen berücksichtigt werden müssen. Sie begrenzen die Erwartungen. Ihre Berücksichtigung eröffnet aber neue Chancen.

Was ist zu tun?

Was ist nun im Einzelnen zu tun? Eine allgemein gültige Antwort auf diese Frage ist kaum möglich. Psychiatrische Rehabilitation muss individuell auf die Bedürfnisse und auf die Ressourcen und Defizite der einzelnen Kranken abgestimmt sein. Dabei fallen zunächst die Unterschiede zur Rehabilitation geistig Behinderter oder körperlich Kranker auf. Geistig Behinderte beispielsweise müssen entsprechend ihren Ressourcen auf bestimmte Tätigkeiten vorbereitet und in ihnen trainiert werden. Wenn sie sie einmal gelernt haben, werden sie sie in angemessener sozialer Umgebung auch fortführen können. Körperlich Kranke, die die Beweglichkeit eines Arms verloren haben, sich wegen ihrer Grunderkrankung nicht körperlich anstrengen dürfen oder die rollstuhlpflichtig geworden sind, müssen lernen, mit der neuen Situation zurechtzukommen. Sie werden trainiert, ihre verbliebenen körperlichen Ressourcen entsprechend einzusetzen und gegebenenfalls auf einen Beruf umgeschult, der ihrer neuen Lebenssituation angemessener ist.

Berufliche Rehabilitation

Psychisch Behinderte, die eine Berufsausbildung absolviert haben, benötigen keinen neuen Beruf. Es hilft ihnen in der Regel auch nicht weiter, auf einen anderen umgeschult zu werden. Ihre Behinderungen sind im Bereich der psychosozialen Kompetenz, der Ausdauer, der psychoemotionalen Verletzlichkeit, der Beziehungsfähigkeit. Solche Einschränkungen sind durch andere Fähigkeiten wie die verbliebene Intelligenz, die ungeminderte körperliche Kraft und Beweglichkeit kaum zu ersetzen.

Psychiatrische Rehabilitation setzt deshalb vorrangig auf Training: Training sozialer Kompetenzen, kognitives Training, Ausdauertraining usf. Dazu sind in den vergangenen Jahren vielfältige Programme und Manuale entwickelt worden, die durchaus Erfolg geltend machen können. Spezielle auf psychisch Kranke zugeschnittene Rehabilitationsprogramme weisen ebenfalls Erfolge auf. Allerdings sei vor allzu großem Optimismus im Hinblick auf berufliche Wiedereingliederung gewarnt.

Dies hängt nicht so sehr mit den psychosespezifischen Behinderungen und den Grenzen der Rehabilitationsprogramme zusammen. Vielmehr ist es eine Folge der Entwicklung der betrieblichen Strukturen und der allgemeinen Arbeitsmarktsituation. Weil Arbeit teuer ist, sind Betriebe rigoros auf Effizienz ihrer Mitarbeiter ausgerichtet. Nischenarbeitsplätze oder Positionen, mit denen Schwankungen der Leistungsfähigkeit von Tag zu Tag oder von Monat zu Monat vereinbar sind, werden wegrationalisiert. Angesichts von Arbeitslosenquoten von zehn Prozent plus Vorruhestand plus Frühpensionierung ist zu überdenken, welche Ziele die berufliche Rehabilitation psychisch behinderter Menschen überhaupt haben kann.

Dieser Situation hat die Rehabilitation psychisch Kranker zwar nicht konzeptionell, aber in der Praxis Rechnung getragen: Berufliche Integration nach psychischer Krankheit erfolgt ganz überwiegend auf dem zweiten Arbeitsmarkt in Behinderteninstitutionen, in Selbsthilfebetrieben oder in anderen Formen von beschützten Arbeitsplätzen. Das ist die heutige Realität. Damit gilt es umzugehen und im Einzelfall die bestmögliche Lösung zu suchen. Dies mag bedauerlich sein. Aber es kann nicht Aufgabe der Psychiatrie sein, die gesellschaftliche Realität zu ändern. Es wäre geradezu unmoralisch, ausgerechnet psychisch verletzliche Rehabilitanden gleichsam als »Rammböcke« einzusetzen, um die Situation zu verbessern. Dies bedeutet natürlich nicht, dass wir auf den Versuch verzichten sollten, psychisch Behinderte in ihre frühere Arbeitsumgebung zu reintegrieren. Aussichtsreich ist das allerdings nur bei mäßiger Ausprägung der Behinderung.

Noch schwieriger ist die Rehabilitation bei Jugendlichen ohne Schulabschluss oder ohne abgeschlossene Ausbildung. Bei ihnen geht es zunächst einmal darum, zu helfen, dass sie einen solchen Abschluss erwerben – allerdings auch dies nicht um jeden Preis und orientiert an ihrer individuellen Belastbarkeit. Danach sind die Möglichkeiten erneut zu überprüfen.

Psychosoziale Rehabilitation

Anders ist es mit der psychosozialen Wiedereingliederung. Hier bestehen Rehabilitationschancen, die bislang nicht ausreichend genutzt sind. Es sei daran erinnert, dass viele Psychosekranke als Heranwachsende oder als Jugendliche erkrankten. Einige von ihnen habe die Schule noch nicht abgeschlossen. Andere stehen in der Berufsausbildung. Viele, insbesondere junge Männer, leben noch bei den Eltern. Ihnen fehlen Alltagsfertigkeiten, die sie daran hindern, ein selbstständiges Leben in eigener Wohnung zu führen und die sie, wenn sich das nicht ändert, in späteren Lebensabschnitten in Abhängigkeit von ihrer Herkunftsfamilie halten.

Bei ihnen hat die psychosoziale Rehabilitation bei der Bewältigung des alltäglichen Lebens anzufangen. Sie müssen lernen, einzukaufen und zu kochen. Sie müssen lernen, den Herd zu bedienen. Sie müssen lernen, ihr Zimmer oder ihre Wohnung zu putzen, zu waschen und zu bügeln. Sie müssen lernen, die Alltagsbürokratie zu bewältigen: Briefe zu beantworten, Rechnungen zu bezahlen, Behördengänge zu erledigen. Sie müssen, wenn sie keine Arbeit haben, lernen, ihren Tag zu strukturieren, sich zu beschäftigen, zu betätigen.

Sie müssen, wenn ihr Freundes- und Bekanntenkreis sich aufgelöst hat, lernen, diesen wieder zu aktivieren oder soziale Kreise zu suchen, in denen sie neue Kontakte knüpfen können. Dazu gehört auch die Aktivität in der Selbsthilfegruppe. Sie müssen lernen und darin trainiert werden, ihre Freizeitbedürfnisse zu erkunden und umzusetzen und wo immer es geht, am gesellschaftlichen Leben teilzunehmen. Dieser Aspekt der Rehabilitation wird in seiner Bedeutung an vielen Orten – auch von den Kranken und ihren Angehörigen – in seiner Bedeutung nicht ausreichend wahrgenommen. Die Chancen, die er bietet, werden allzu oft nicht genutzt.

Hilfen im Alltag

Wie bei der Behandlung müssen wir damit rechnen, dass die Rehabilitation ihre Ziele nicht erreicht. Das bedeutet Scheitern, das von Rehabilitanden auch so erlebt wird. Aber damit es dabei nicht bleibt, müssen wir nach Alternativen zur Rehabilitation suchen. Wenn es nicht gelingt, das behinderungsbedingte eingeschränkte berufliche oder psychosoziale Funktionsniveau zu heben, müssen wir den Kranken helfen, so zu leben, wie sie sind. Das aber bedeutet, dass wir mit ihnen zusammen die Voraussetzungen dafür schaffen müssen, dass sie ihr durch die Psychosefolgen behindertes Leben nach ihren Möglichkeiten in Würde und Muße führen können. Sie bedürfen neben der psychiatrischen Behandlung einer angemessenen Wohnung. Sie müssen die Chance haben, sich zu betätigen – das kann, das muss aber nicht geschützte Arbeit sein. Und sie haben den Anspruch auf Teilhabe am gesellschaftlichen Leben.

Ich will hier nicht ausführen, wie das im Einzelnen aussehen kann. Ich will nur darauf verweisen, dass zur Verwirklichung dieser Ziele gegebenenfalls Hilfen im Alltag notwendig sind, die über die Bereitsstellung einer betreuten Wohnung, einer Tagesstätte oder einer beschützenden Werkstatt hinausgehen. Das können persönliche Hilfen im Alltag sein, wie beispielsweise bei der Bewältigung der Haushaltsführung, so seltsam einem dies bei einem körperlich gesunden jungen Mann oder einer jungen Frau auch erscheinen mag. Es können andere Formen der aufsuchenden Hilfe sein, die der sozialen Aktivierung oder der Entwicklung von Kontakten und Beziehungen dienen.

Schlussbemerkungen

Die Rehabilitation Psychosekranker war über lange Zeit ein Stiefkind des hoch entwickelten Rehabilitationswesens in den deutschsprachigen Ländern. Das hat sich geändert. Heute besteht jedoch der Eindruck, dass ihre Ziele allzu oft nicht den Bedürfnissen und den Möglichkeiten der behinderten psychisch Kranken entsprechen. Die berufliche Rehabilitation endet, auch wenn sie erfolgreich ist, allzu oft in Arbeitslosigkeit. Die Frage ist, ob es in einer Gesellschaft, in der ohnehin wenig mehr als vierzig Prozent einer bezahlten Arbeit nachgehen, nicht antiquiert ist, in Arbeit, sei sie nun beschützt oder nicht, das alleinige rehabilitative Heil zu suchen. Wir müssen ernsthaft prüfen, ob es nicht andere Formen der Betätigung gibt, die die wesentlichen positiven sozialen Merkmale von bezahlter Arbeit ersetzen können.

Zugleich ist im Zusammenhang mit der Rehabilitation das Augenmerk verstärkt auf die Folgen des Scheiterns für die Betroffenen zu richten. Wer scheitert, hat weniger psychosoziale Ressourcen als der Erfolgreiche. Deshalb braucht er auch mehr Hilfen. Er braucht diese Hilfen bei der Bewältigung seiner Alltagsprobleme, bei der Erfüllung seiner Grundbedürfnisse, nach angemessenem menschenwürdigen Wohnen, nach Betätigung und nach Teilhabe am gesellschaftlichen Leben.

12 Mit der Krankheit leben

Die Psychosen aus dem schizophrenen Formenkreis verändern das Leben der Betroffenen und der Mitbetroffenen. Sie tun das unabhängig vom Ausgang, wenn auch in unterschiedlichem Ausmaß. Die schizophrene Erkrankung ist ein »Life Event«, ein lebensveränderndes Ereignis, das jenseits der unmittelbaren Krankheitsfolgen tief greifenden Einfluss auf den weiteren Lebenslauf hat. Das Gleiche gilt im Übrigen für viele andere schwere Krankheiten auch. Wer an Krebs oder Leukämie erkrankt, an jugendlichem Diabetes, an Multipler Sklerose oder wer einen schweren Unfall erleidet, wird davon für sein ganzes weiteres Leben geprägt, auch wenn er vollkommen wieder gesundet.

Das Trauma des Krankheitsereignisses, das körperliche und seelische Leiden, die Erfahrung der Hilflosigkeit und der Behandlung, das Ringen um Genesung, die Konfrontation mit den Reaktionen von Angehörigen und Freunden, mit Vorurteilen und vorschnellen Urteilen, die Verarbeitung der Krankheitsfolgen, die Suche nach dem Anschluss an das frühere Leben, die Mühen beim Wiedereinstieg in Ausbildung und Beruf, die Konfrontation mit Einschränkungen der Leistungsfähigkeit, gegebenenfalls mit Invalidität und der Veränderung des sozialen Umfelds – alles dies sind Ereignisse, die Spuren hinterlassen, die konstruktiv oder resignativ verarbeitet werden können, die als Bereicherung und Lebenserfahrung betrachtet werden oder zu Hoffnungslosigkeit, Depression und Verzweiflung führen können.

Bei den schizophrenen Psychosen trifft alles dies in erster Linie die Kranken. Da diese bei Krankheitsbeginn oft noch in der Familie leben oder als junge Erwachsene nach der ersten Krankheitserfahrung vorübergehend oder auf lange Zeit ins Elternhaus zurückkehren, sind die Angehörigen, Eltern und Geschwister und natürlich Partnerinnen und Partner in erheblichem Umfang mitbetroffen. In meinem Buch »Psychose und Stigma« (2000) habe ich versucht zu beschreiben, warum die Psychose eines Angehörigen eine Katastrophe für die ganze Familie ist. Darauf sei an dieser Stelle verwiesen. Die Gründe liegen in der Art der schizophrenen Erkrankung: In der erhöhten Verletzlichkeit der Betroffenen, in ihrer Schutz- und Unterstützungsbedürftigkeit in der Nachphase der akuten Psychose, in der psychoemotionalen Regression, die oft damit verbunden ist; in der Verminderung der sozialen Kontakte, die die Psychosekranken nicht selten ganz auf ihre Familie zurückwirft, im Angewiesensein auf wirtschaftliche Unterstützung, insbesondere bei Kranken, die keine Ausbildung absolviert und keinen Rentenanspruch erworben haben.

Alles dies führt zu mannigfachen Problemen bei der Bewältigung der Krankheit und ihrer Folgen. Die Familienmitglieder rücken einander zwangsläufig näher; und das geschieht in einer Phase, in der eigentlich die Ablösung des jungen Erwachsenen von seiner Herkunftsfamilie die Norm ist. Das kann nicht ohne konkrete Schwierigkeiten bleiben. Vor allem aber führt es zu erheblichen Gefühlsbelastungen bei allen Beteiligten – und das in einer Situation, in der emotionale Gelassenheit, freundliche Zuwendung und geduldige Belastbarkeit der Angehörigen nicht nur zur Rückfallverhütung beiträgt, sondern zugleich zum zentralen Heilfaktor für das kranke oder rekonvaleszente Familienmitglied wird.

Damit lastet eine große Verantwortung auf den Angehörigen. Denn erst nach der Entlassung aus dem Krankenhaus, parallel zur ambulanten Therapie, werden die Weichen für den weiteren Krankheitsverlauf gestellt. Was weiter geschieht, ist nicht Angelegenheit von Therapeuten und professionellen Betreuern. Es liegt zum beträchtlichen Teil in der Hand und in der Entscheidung der Kranken, ob und wie sie die Auseinandersetzung mit ihrer Psychose aufnehmen. Es liegt zum beträchtlichen Teil aber auch in der Hand der Angehörigen, ob und wieweit sie Hilfe leisten können, ob und wieweit sie den emotionalen Belastungen des Zusammenlebens bei instabilem Psychoseverlauf gewachsen sind, ob sie das richtige Maß an Nähe und Distanz finden, ob sie loslassen können, wenn ihre berechtigten Sorgen sie bedrängen und sie gegenüber dem erwachsenen Kranken am liebsten Fürsorge leisten würden wie gegenüber einem Kind.

Ich will im Folgenden versuchen, die Situation der Kranken und die der Angehörigen in der Auseinandersetzung mit dem Leben mit der Krankheit gesondert zu betrachten.

Die Kranken. Was können sie tun?

Was können die Kranken selbst dazu beitragen, sich mit ihrer Krankheit auseinander zu setzen, sie womöglich zu bewältigen, auf jeden Fall, sich nicht von ihr unterkriegen zu lassen? Theoretisch ist die Antwort einfach: Sie müssen sich ihrer Krankheit stellen. Sie müssen sich informieren. Sie müssen an der Medikamentenbehandlung mitwirken, so schwer das ihnen auch fallen mag. Sie müssen sich in psychotherapeutische Behandlung begeben und sich dort mit ihrer Lebenssituation und mit ihrer psychischen Verfassung auseinander setzen. Sie müssen ihre Hoffnungen und Ansprüche an ihr eigenes Leben, an ihre veränderte Situation anpassen, an die Möglichkeiten und den Spielraum, den die Krankheit ihnen lässt.

Bestandsaufnahme

In der Praxis ist die Antwort viel schwieriger. Es gibt kein Patentrezept, keinen Rat und keine Empfehlung, die für alle Menschen, die eine Psychose durchgemacht haben, in gleicher Weise gelten. Menschen sind auch in ihren gesunden Zeiten sehr unterschiedlich. Die einen sind dynamisch und überaktiv. Die anderen sind eher passiv und zurückgezogen. Die einen neigen dazu, Probleme depressiv oder gekränkt zu verarbeiten, die anderen reagieren eher aggressiv und extrovertiert. Die einen verwenden viel Kraft und Energie auf die Bewältigung ihrer Lebensprobleme. Die anderen sind eher zurückhaltend und phlegmatisch.

Dies alles mag sich in der akuten Krankheitsphase verändern. Im Zeichen der Wiederherstellung kehrt in der Regel die Ausgangspersönlichkeit mit ihren entscheidenden Merkmalen zurück. Und im Rahmen der Fähigkeiten, die man im Laufe seines bisherigen Lebens erworben hat, sollte man sich auch mit den Problemen auseinander setzen, die die Krankheit zusätzlich gebracht hat.

Da ist auf der einen Seite die Krankheit mit dem Rückfallrisiko und der erhöhten Verletzlichkeit, möglicherweise mit Restsymptomen im produktiven, im affektiven Bereich oder im Bereich der Negativsymptomatik. Auf der anderen Seite ist da die Grundpersönlichkeit, die nach Entfaltung und Selbstverwirklichung strebt. Da ist aber noch etwas anderes, das nicht aus dem Blickfeld geraten kann: Da ist die Lebensperspektive, die man im Laufe der bisherigen eigenen Biografie für sich entwickelt hat und die, das ist wichtig, von Angehörigen und Freunden mitgetragen wird. Diese Vorstellungen und Hoffnungen, die man in gesunden Tagen gehabt hat, können nicht einfach umgestoßen werden. Das geschieht leicht, wenn man depressiv oder resignativ ist. Aber sie kommen rasch zurück, wenn die Stimmung sich bessert. Wenn man durch die krankheitsbedingten Einschränkungen gezwungen ist, sie zu verändern, bedarf dies intensiver Auseinandersetzung, rationaler Durcharbeitung, aber auch emotionaler Konfrontation; und die emotionale Verarbeitung des Verzichts auf eine mit Hoffnung besetzte Perspektive dürfte der schwierigste Teil der Aufgabe sein. Dazu kommt, dass man diese Hoffnungen, wie bereits ausgeführt, nicht allein hat. Insbesondere den Eltern fällt es häufig schwer, sich innerlich umzustellen, wenn Kinder, aus welchen Gründen immer, ihre Lebensziele nicht verwirklichen können.

Revision der Lebensziele

Häufig haben Eltern diese Lebensziele in früher Kindheit eingepflanzt und gefördert. Häufig sind es Ziele und Vorstellungen, die sie selbst hatten und die sie für sich selbst nicht verwirklichen konnten. Umso schwerer fällt es ihnen, sich umzustellen, auch wenn man rational begreift, dass dies notwendig ist. Das gilt für berufliche Ziele. Es gilt beispielsweise aber auch für den Verzicht ihrer Kinder auf eigene Kinder. Das bedeutet ja, dass die Eltern nie Großeltern werden. Daraus kann sich ein Circulus vitiosus entwickeln. Die Kranken selbst sehen ihre Grenzen. Sie versuchen, sich darauf einzustellen. Aber sie haben gegenüber den Eltern, den Geschwistern, gegenüber Partnern und Freunden gar nicht so selten ein schlechtes Gewissen wegen ihres Verzichts. Sie haben die Vorstellung, sie würden die anderen enttäuschen; und sie tun dies tatsächlich ja auch. Dieses Bewusstsein belastet sie wiederum. Das bedingt emotionalen Stress und verstärkt die Notwendigkeit zu kämpfen.

Ich erinnere mich an eine junge psychosekranke Frau, die sich nach mehrmaligem Scheitern und mehreren Rückfällen in die Psychose mit großer Mühe und unter Aufbietung großer emotionaler Kräfte entschieden hatte, ihr Psychologiestudium aufzugeben und die Tätigkeit wieder aufzunehmen, die sie vor ihrer Krankheit gelernt hatte, nämlich im Büro zu arbeiten. Sie war voller Trauer über diesen Verzicht. Aber sie stürzte sich aktiv in die Arbeit, bis sie eines Tages einen Bekannten aus dem Studium traf, der sie fragte: »Was macht du denn jetzt?« Auf ihre Antwort reagierte er mit dem Ausruf: »Du mit deinen Talenten, wie kannst du das nur tun?« Die Frau ging in die nächste Apotheke, kaufte sich Schlafmittel, hinterließ einen Abschiedsbrief und nahm sich das Leben. Gewiss ist eine solche Reaktion die Ausnahme. Aber sie zeigt das Ausmaß der Kränkung durch Krankheit und Behinderung, die Mühe des Verzichts und die untröstliche Trauer über die verlorene Zukunft.

Verzicht ohne Resignation

Gewiss ist solcher Verzicht keine Besonderheit von Menschen, die an Psychosen erkrankt sind. Wenn jemand, der kurzsichtig und farbenblind ist, nicht Pilot werden kann, warum muss jemand, der eine schizophrene Psychose durchgemacht hat, darauf bestehen? Ein Unterschied besteht darin, dass der Farbenblinde von Kindheit an gelernt hat, damit zu leben, mit der Kurzsichtigkeit irgendwann. Der entscheidende Unterschied besteht darin, dass er nicht zusätzlich in so hohem Maße durch die durchgemachte Krankheit verletztlich ist, dass er nicht mit Stigmatisierung kämpfen muss und dass seine emotionale Kraft nicht eingeschränkt ist. Außerdem geht es ja in der Regel nicht darum, ein Verkehrsflugzeug zu fliegen.

Es sind viele, viele Berufe, bei denen sich ein Mensch, der eine Psychose durcherlebt hat, fragen muss, ob er sie erlernen kann, ob er, wenn er sie erlernt hat, die mit ihnen verbundenen Belastungen durchstehen kann: fast alle Berufe mit intensivem Kontakt zu anderen Menschen, insbesondere Lehrer, Ärztinnen oder Krankenschwestern, Berufe mit Schicht- und Wochenendarbeit, Berufe, die mit Dauerstress verbunden sind: beispielsweise Bus- oder Straßenbahnfahrer oder Manager auf der Führungsetage eines mittleren oder großen Betriebes.

Es sind letzten Endes fast alle Berufe, die eine gleich bleibende Belastungsfähigkeit emotionaler oder instrumentaler Art voraussetzen. Jemand, der eine Psychose durchgemacht hat, muss sich deshalb ständig fragen, wie viel Stress er sich zumuten kann und will und wie viel er aushalten kann. Das bedeutet letzten Endes auch, dass er sich immer wieder fragen muss, auf was er verzichten kann und will, auf was er verzichten muss, so schmerzlich dies auch für ihn sein mag

Die Antwort darauf ist für jeden, für jede anders. Auf der einen Seite sei vor vorschneller Resignation gewarnt – auf der Seite der Kranken, ihrer Angehörigen, aber auch auf der Seite der betreuenden Therapeutinnen und

Therapeuten. Auf der anderen Seite sei aber auch davor gewarnt, sich auf Dauerstress, andauernde Überforderung einzulassen bzw. die Kranken in eine solche Situation mit Hilfe freundschaftlicher oder therapeutischer Ratschläge hineinzuempfehlen.

In den Zeiten der alten Psychiatrie war es ganz selbstverständlich, dass man jungen Kranken empfahl, auf die Realisierung hoch gesteckter Lebensziele zu verzichten. In der Reformphase der späteren Sechziger- und Siebzigerjahre war es ebenso üblich, die Möglichkeiten von Einschränkungen der Belastbarkeit zu negieren und auf den Durchmarsch zu setzen. Die eine Haltung war mit dem Verzicht auf die Realisierung von erreichbaren Lebenschancen und Zielen verbunden. Die andere führte nicht selten zum Scheitern, Verzweiflung und gelegentlich zum Suizid. Die Pioniereinrichtungen der psychiatrischen Rehabilitation in den Sechziger- und Siebzigerjahren hatten hohe Suizidraten zu verzeichnen.

Erkundung der eigenen Vulnerabilität

Welche Konsequenzen haben wir daraus zu ziehen? Die wichtigste jenseits der Optimierung der Behandlung ist diese: Die Kranken müssen lernen, müssen sich dabei helfen lassen, ihre individuelle Belastungsfähigkeit auszutesten. Sie müssen lernen, ihre individuelle Verletzlichkeit zu erkunden. Sie müssen versuchen herauszubekommen, was sie gut aushalten und was nicht, was sie als Eustress und was sie als Disstress erleben. Auch das kann für jeden anders sein, wie wir aus dem normalen, dem gesunden Leben wissen. Für den einen ist Diskomusik, Diskoatmosphäre unerträglicher Lärm, unerträgliche Nähe von viel zu vielen Menschen; für andere ist das Erholung. Für den einen ist die Zurückgezogenheit in den eigenen vier Wänden mit einem guten Buch ideale Erholung. Für den anderen ist es unerträgliche belastende Vereinsamung. Solche unterschiedlichen Erlebnis- und Reaktionsformen gelten auch für Menschen in oder nach einer Psychose. Zu den Aufgaben der von der Psychose Betroffenen gehört es, ihre individuellen Spielräume zu erkunden und auszuloten.

Wenn sie fündig geworden sind, kann das bedeuten, dass sie auf manche Dinge verzichten müssen. Das muss aber nicht so bleiben. Man kann auch nach Wegen suchen, die Vulnerabilität zu überlisten, um Dinge tun zu können, auf die man – aus welchen Gründen immer – nicht gerne verzichten möchte.

Ein Bespiel dafür vermittelt ein junger psychosekranker Mann, für den der oben erwähnte Diskolärm unerträglich war, der es schon unerträglich fand, abends mit dem Auto durch die erleuchteten regennassen Straßen der Stadt zu fahren. Das war für ihn zu viel an optischen Reizen. Andererseits hatte er noch von der Schulzeit her einen Freundeskreis, den er durch die Psychose hindurch hatte bewahren können. Diese Freunde halfen ihm und unterstützen ihn. Es war ihm wichtig, in ihrer Nähe zu sein, auch mit ihnen auszugehen. Nachdem er mehrfach verängstigt zu Hause geblieben war oder darum gebeten hatte, dass man ihn vorzeitig wieder nach Hause bringe, hatte er einen Weg gefunden: Jedesmal, wenn es in die Stadt gehen sollte, wenn ein Diskobesuch angesagt war, erhöhte er eigenständig seine Medikation. Er nahm 50 mg Melleril mehr als üblich und konnte die Situation so nicht nur bewältigen, sondern auch genießen.

Ein anderes ähnliches Beispiel habe ich in meinem Buch »Medikamentenbehandlung bei psychischen Störungen« dargestellt. Eine junge Frau berichtet verzweifelt, dass sie jedes Mal in eine erneute psychotische Phase dekompensiere, wenn sie einen Mann kennen lernte. Sie wisse nicht ein noch aus. Sie sei so verzweifelt, weil sie sich nichts mehr ersehne als eine vertraute Beziehung. Auch sie kam eigenständig auf die Idee, es einmal mit einer Erhöhung der Medikamentendosis zu versuchen, wenn ein neuer Mann auf der Bildfläche erscheine. Die Maßnahme war erfolgreich. Weniger als ein Jahr später war sie verheiratet. Die Beziehung war stabil, als ich sie viele Jahre später aus den Augen verlor.

Die Erkundung der eigenen Vulnerabilität und die Entwicklung von tauglichen Bewältigungsmechanismen sind neben Rückfallprophylaxe mit Medikamenten, stützender und klärender Psychotherapie die wichtigsten Mittel zur Verminderung von Psychoserezidiven. Bei der Erkundung der eigenen Vulnerabilität und der Entwicklung von Bewältigungsmechanismen sind die Kranken selbst führend. Aber sie bedürfen der Unterstützung durch Angehörige, Freunde und Therapeuten, die hier aufgerufen sind, als vertrauensvolle Partner zur Verfügung zu stehen. Dieser Teil der Psychosebewältigung ist auch deswegen von so großer Bedeutung, weil er das Selbstbewusstsein der Betroffenen stärkt, weil daraus eine neue Identität des Lebens mit der Psychose erwächst, günstigenfalls das Gefühl, sie hätten die Dinge selbst in der Hand, wenigstens bis zu einem gewissen Grad. Dazu gehört das Erlernen von Verhalten: über die Maßen belastende und überfordernde Situationen zu meiden, Techniken zu entwickeln, ihnen auszuweichen oder sie zu bewältigen und nicht zuletzt auch an der Ausgestaltung der Medikamentenbehandlung mitzuwirken.

Stigmabewältigung

Zu den Aufgaben der von der Psychose betroffenen gehört auch die Auseinandersetzung mit dem Stigma, mit den Vorurteilen, den Verletzungen und den Diffamierungen gedankenloser, gelegentlich auch böswilliger Menschen in ihrer Umgebung. Der Begriff des Stigmas stammt aus dem frühen Griechenland. Für die Griechen war das Stigma ein sichtbares Zeichen, das die Götter den Menschen eingebrannt hatten, deren Schande, deren Verruchtheit und Verworfenheit sichtbar werden sollte. Eine ähnliche soziale Bewertung bedeutet die Stigmatisierung auch heute. Man denke an Menschen, die durch Krankheit im Gesicht entstellt sind, um Zugehörige von Randgruppen, an Verelendende, an die Juden im Dritten Reich und viele andere mehr.

Auch psychische Krankheiten und psychisch Kranke sind stigmatisiert. Die Besonderheit ihrer Stigmatisierung besteht darin, dass sie ihr Stigma, anders als bei Menschen mit einem Wolfsrachen etwa oder mit Verbrennungen im Gesicht, eben nicht sichtbar ist. Menschen haben offensichtlich Vorurteile gegenüber Schizophreniekranken. Sie äußern sie aber auch. Sie können aber nicht auf Anhieb erkennen, wer krank oder wer gesund ist. Darin liegt die Chance der psychisch Kranken, mit ihrem Stigma umzugehen – aber auch das Risiko: Weil ihr Stigma unsichtbar ist, können sie es verbergen. Aber wenn sie dies tun, unterliegen sie der ständigen Gefahr von Verrat, der ständigen Gefahr, jemand anders könnte das entdecken. Wie heikel dies ist, zeigt ein Blick auf die Arbeitsplatzsituation.

Wer sich um Arbeit bemüht und gleichzeitig mitteilt, er sei schizophren, hat keine Chance, eingestellt zu werden. Wer sich nicht offenbart, trägt das Risiko, hinauszufliegen, wenn die Krankheit bekannt wird. Einerseits muss er lügen. Andererseits muss er fürchten, entlarvt zu werden. Dies wiederum ist für einen Menschen mit einer erhöhten psychosozialen Vulnerabilität keine leichte Sache. Es bedeutet Stress. Es kann Überforderung bedeuten. Es bedeutet auf jeden Fall zusätzliche Belastung zu all den anderen Problemen, die mit der Bewältigung der Krankheit verbunden sind. Auch hier gilt es, einen praktikablen Weg zu finden, auszukundschaften, wem man sich offenbaren, wem man sich anvertrauen kann und wem nicht.

Irgendwelche Vertrauten muss es geben, weil die Kranken in vielfältigen Situationen der Unterstützung und der Hilfe bedürfen, weil sie sich auch über die Probleme ihrer Krankheit, der Medikamente und der Behandlung aussprechen können müssen – dies auch, um Rezidive möglichst zu vermeiden.

Auch in dieser Hinsicht ist es schwer, einen allgemein verbindlichen Rat zu erteilen. Allerdings herrscht Übereinstimmung, dass Psychosekranke gut beraten sind, wenn sie sich nur ihren engsten Freunden und ihren unmittelbaren Angehörigen anvertrauen. Bei vielen anderen Menschen laufen sie Gefahr, dass das Wissen über die Psychose missbraucht und gegen sie gekehrt wird. Die Situation ist anders, wenn die Psychose zu erheblichen Einschränkungen im psychosozialen Bereich geführt hat, wenn etwa Invalidisierung und Hilfebedürftigkeit die Folge sind. Dann ist Hilfe nicht möglich, wenn nicht wenigstens die ungefähre Diagnose bekannt ist. Auf diese Problematik werde ich in einem späteren Kapitel eingehen.

Die Angehörigen – was können sie tun?

Vor dreißig Jahren war alles klar. Die Familie war schuld, wenn eines ihrer Mitglieder an Schizophrenie erkrankte. Vor allem bei der Behandlung junger Schizophreniekranker erwuchs daraus die Forderung, die Angehörigen, insbesondere die Eltern, möglichst von den Kranken fern zu halten und die Trennung vom Elternhaus als vorrangiges Therapieziel mit einzubeziehen. In den Jahren nach dem Zweiten Weltkrieg gewannen Theorien von der sozialen Evolution der Menschen einen nie gekannten Einfluss. Insbesondere in der Verbindung zwischen Soziologie und Psychoanalyse gewannen sie allumfassende gesellschaftliche Macht.

Ob jemand eine Neurose entwickelte, einen von Kriminalität geprägten Lebensweg einschlug oder an Schizophrenie erkrankte, die Ursache war klar. Es musste ein Trauma, eine Fehlentwicklung in der frühen Kindheit sein; und dafür verantwortlich waren die Eltern, war die Mutter. Die Untersuchungen von Frieda FROMM-REICHMANN und von Theodor LIDZ und seinen Mitarbeiterinnen und Mitarbeitern aus den Vierzigerjahren schienen diese Vorstellungen zu bestätigen. Die Beobachtung der Kommunikation zwischen Mutter und schizophreniekrankem Kind führten zur so genannten Doublebind-Hypothese. Die Mutter, so hieß es, kommuniziere mit dem Kind, indem sie zwei einander widersprechende Botschaften zugleich aussende: Fürsorglichkeit auf der einen, Gefühlskälte und Ablehnung auf der anderen Seite.

Die Hintergründe wurden in der Persönlichkeit der Mutter selbst und in bestimmten Formen von Störungen der Ehe bzw. der ganzen Familie gesucht. Alles das ist in den Büchern von Theodor LIDZ und in der berühmten Suhrkamp-Anthologie über Schizophrenie und Familie (BATESON u. a. 1969) nachzulesen. Diese Vorstellungen wurden von der antipsychiatrischen Bewegung begierig aufgegriffen. Diese sah in der Kleinfamilie traditionellen Stils ohnehin die Wurzel allen psychosozialen Elends. Der Zeitgeist verlangte nach einer psychosozial begründeten Theorie der Entstehung psychischer Krankheiten, und er verlangte nach einem Sündenbock.

Angehörige sind nicht schuld

Alles das hat in einem hohen Maß zu unnötigem Leid für die ohnehin schwer getroffenen Angehörigen psychosekranker Menschen geführt. Wir dürfen aber nicht übersehen, dass diese Vorstellungen nach der Fixierung auf die Vererbung im Dritten Reich und im Dunstkreis der Rassentheorie und in Verbindung mit dem Unheilbarkeitsmythos der Schizophrenie erstmals Bewegung in die Auseinandersetzung mit dieser Krankheit gebracht haben.

Diese Vorstellungen machten die Schizophreniekranken erstmals zu Kandidaten von Psychotherapie, nachdem FREUD diese Möglichkeit schon früh verworfen hatte. Die frühen Formen von Psychotherapie haben den Kranken zwar nur ausnahmsweise Besserung gebracht. Sie haben aber viel dazu beigetragen, sie und ihre Familien jenseits der Unterstellung von der »schizophrenogenen« Mutter zu verstehen. Sie haben geholfen, soziotherapeutische und psychotherapeutische Konzepte zu entwickeln, von denen wir heute noch profitieren.

Alle diese Theorien und Hypothesen sind längst verworfen. Aber sie wirken nach. Das nichtwissenschaftliche Alltagswissen hält heute noch daran fest, dass die Ursachen von psychischen Störungen in Stress und Überforderung und in einer gestörten Kindheitsentwicklung zu suchen sind. Dies festzuhalten ist von Bedeutung, weil es aus heutiger Sicht zu den ersten und wichtigsten Aufgaben der Angehörigen von Psychosekranken gehört, sich gegen Schuldzuweisungen zu wehren und Schuldgefühle konstruktiv zu bearbeiten: Es nicht ihre Aufgabe, sich davon zu überzeugen, dass sie in der Erziehung ihrer Kinder alles richtig gemacht haben. Das hat niemand.

Es ist aber wichtig, sich davon zu überzeugen, dass sie nicht schuld an dieser Krankheit sind und dass sie auch keine Mitverantwortung für den Ausbruch, für die Entstehung dieser Krankheit tragen. Das ist deshalb wichtig, weil sie von der Krankheit ihres Kindes, ihres Partners oder ihres Bruders oder ihrer Schwester in vielfacher Hinsicht gefordert werden – am meisten natürlich als Eltern – und weil sie diesen Forderungen besser gerecht werden können, wenn sie sich so frei von Schuld fühlen, wie sie es sind. Die Krankheit ist für alle Beteiligten belastend genug. Die Last muss nicht noch durch selbstquälerische Zweifel verstärkt werden.

Diese Empfehlung ist leichter gesagt als eingehalten. Es gibt kaum Eltern, die nicht durch eine Phase solcher Selbstzweifel hindurchgehen. Selbst wenn sie psychoinformative und psychoedukative Programme absolviert haben, bleiben Zweifel, ob sie nicht doch etwas versäumt, ob sie nicht doch etwas falsch gemacht haben könnten, das schuld an der Krankheit ist. Außenstehende, dazu gehören Therapeuten, Freunde und Angehörige aus dem weiteren Kreis der Familie, können es nicht oft genug wiederholen. Sie sind nicht schuld.

Belastungen im Vorfeld der Psychose

Die Belastung der Angehörigen beginnt bereits im Vorfeld der Erkrankung, wenn Prodromalsymptome auftreten. Die familiären Beziehungen werden durch das nicht nachvollziehbare, für die Angehörigen unverständliche Verhalten ihres Familienangehörigen nicht selten vor große Probleme gestellt. Sie reagieren »normal«. Sie führen die Auseinandersetzung, wie sie das mit jemandem tun, der sich nicht an die geltende Ordnung, an die geltenden Regeln innerhalb der Familie oder im Freundeskreis hält.

In ihrer Hilflosigkeit setzen sie sich gelegentlich in einer Art und Weise zu Wehr, wie sie das keinesfalls tun würden, wenn sie wüssten, dass sie es mit einem Kranken zu tun haben. Das ist nachvollziehbar; das ist mehr als verständlich. Sie haben gar keine andere Möglichkeit. Auch dies macht sie nicht schuldig am schließlichen Ausbruch der Psychose. Im Gegenteil, dies gehört zu den ersten sozialen Kosten, die die Psychose des Angehörigen auch für sie selbst bedeutet. Oft ist diese Phase von Beunruhigung und Ratlosigkeit gekennzeichnet. Die Angehörigen sind hilflos gegenüber den veränderten Gefühlen und dem veränderten Verhalten ihres Familienmitgliedes.

Der Schock der Diagnose

Wenn die Krankheit schließlich ausbricht, kann dies Schock- und Aha-Erlebnis zugleich sein. Endlich zu verstehen, was da passiert, kann auch eine Entlastung sein. Aber wenn dies eintritt, ist sie in aller Regel von kurzer Dauer. Die Konfrontation mit der Diagnose Schizophrenie entwickelt ihre eigene Dynamik. Das bloße Wort Schizophrenie entwickle einen Schrecken bei den Betrofffenen und Angehörigen, schreibt der Wiener Sozialpsychiater Heinz KATSCHNIG (1977), der der Realität der Kranken heute in keiner Weise mehr angemessen sei. Aber das können die Angehörigen nicht wissen, genau so wenig wie die Betroffenen selbst. Fast regelmäßig beginnen Erstgespräche mit Angehörigen so: »Sagen Sie mir alles! Aber sagen Sie mir bitte nicht, es handle sich um eine Schizophrenie.« Manche setzen noch hinzu: »Das wäre das Ende.« Wenn man sich umhört, was die Menschen über diese Krankheit denken, welche Vorstellungen davon in ihr Alltagwissen eingegangen sind, ist das kein Wunder. Die Krankheit hat einen schlechten Ruf. Sie gilt weithin als unheilbar; und das wird unreflektiert mit unbeeinflussbar gleichgesetzt; und sie gilt als eine jener Krankheiten, von denen Susan SONTAG meint, Gesellschaften brauchten sie, um sie den Betroffenen – und ihren Familien – als Schande anlasten zu können (1979).

Der Schritt vom unreflektierten zum fundierten Alltagswissen wird den Betroffenen nicht leicht gemacht. Ein Blick ins Konversationslexikon ist immer noch eher geeignet, den Schrecken zu bestätigen oder gar zu verschärfen. Die meisten Lexika sind im Hinblick auf die Psychosen aus dem schizophrenen Formenkreis auf dem Stand der Psychiatrie vor dreißig Jahren.

Aber genau davon müssen die Angehörigen sich frei machen, vom Mythos der Krankheit, von ihrem schlechten Ruf, von den damit verbundenen Vorstellungen, Haltungen, Vorurteilen und Diffamierungen. Zu den Aufgaben der Angehörigen gehört es, sich klarzumachen und gegebenenfalls sich davon zu überzeugen, dass es sich bei der Schizophrenie um eine Krankheit handelt wie andere auch. Auch wenn ihr Kind an einer jugendlichen Diabetes erkranken würde, an einer Leukämie oder an einer primär chronischen Polyarthritis. Krankheiten sind nicht miteinander vergleichbar. Wenn jemand schwer erkrankt, ist es eine übliche Reaktion zu klagen, warum ausgerechnet dieses Leiden, warum ausgerechnet eine Depression oder eine

Schizophrenie? Wahr ist, dass jede schwere Krankheit ein Schicksalsschlag ist. Wahr ist auch, dass wir keine Alternativen zur Wahl haben.

Bewältigungsansätze

Sich all dies bewusst zu machen, gehört zu den Aufgaben der Krankheitsbewältigung und zwar für die Kranken selbst wie für ihre Angehörigen. Für die Kranken setzt diese Aufgabe der sozialen Bewältigung ihres Leidens in der Regel erst nach der Akutbehandlung ein. Für die Angehörigen gilt diese Forderung vom Zeitpunkt der akuten Zuspitzung der Krankheit an. Von da an ist es ihre Aufgabe, zur Klärung ihrer eigenen Situation, ihrer eigenen Beteiligung, ihrer Mitbetroffenheit zu kommen und ihre Bereitschaft bzw. Fähigkeit zur Hilfe möglichst realistisch einzuschätzen.

Dazu ist es erforderlich, dass sie aus der Verstrickung von Schuld und Selbstvorwürfen herauskommen, wie ich das bereits mehrfach betont habe. Es ist notwendig, dass sie, wenn irgend möglich, zur Ruhe kommen. Alles dies ist nur möglich, wenn sie sich ein Bild von der Krankheit machen können, an der ihr Familienmitglied leidet. Der erste Schritt ist jener des Gesprächs mit dem behandelnden Arzt oder der behandelnden Ärztin.

Das ist zu Beginn der Akutbehandlung nicht immer leicht, wenn diese in der Klinik stattfindet. Auf den Aufnahmestationen herrscht Hektik. Wenn die Aufnahme am Wochenende oder in der Nacht als Notfall erfolgt, steht die notwendige medizinische Krisenbewältigung ganz im Vordergrund. In einer solchen Situation ist wenig Zeit für ein Angehörigengespräch in Ruhe. Sie müssen sich darauf einstellen, dass sie in dieser Situation für den Arzt zunächst einmal vor allem Hilfe für die Diagnosestellung bieten können, indem sie berichten, was sie in den letzten Tagen und Wochen beobachtet und erlebt haben. Eine sichere Diagnosestellung ist zudem in der Akutsituation noch gar nicht möglich. Deshalb werden die Auskünfte des Aufnahmearztes oder der Aufnahmeärztin eher allgemein sein.

Gespräche mit Therapeuten suchen

Es ist zweckmäßig und sinnvoll, wenn das ausführliche Gespräch mit den verantwortlichen Therapeuten ein paar Tage hinausgeschoben wird, wenn eine spezielle Terminvereinbarung für einen Zeitpunkt erfolgt, wo auch Zeit und eine gewisse Ruhe vorhanden ist. Auf ein solches Gespräch allerdings haben die Angehörigen Anspruch. Sie haben auch Anspruch darauf, wenn die Kranken nicht ausdrücklich ihre Zustimmung zur Information der Angehörigen gegeben haben oder wenn ihr Krankheitszustand so schwerwiegend ist, dass sie das nicht können. Nur wenn sie auf dem Hintergrund einer gestörten Beziehung ausdrücklich die Information der Angehörigen verbieten, wird die Angelegenheit schwierig.

In einer solchen Situation gibt es aber mannigfache andere Möglichkeiten – beispielsweise das Gespräch mit dem Hausarzt, dem man über die beobachtete Krankheitssymptomatik berichten kann. In gut geführten Kliniken kann man in solchen Situationen auch das Gespräch mit Ärztinnen oder Ärzten führen, die nicht in die Behandlung des erkrankten Angehörigen involviert sind und die eine allgemeine Aufklärung auf der Grundlage der Erlebnisse und der Beobachtungen der Familienmitglieder durchführen können.

Im Übrigen ist die Schweigepflicht nicht zu eng zu interpretieren: Wenn Angehörige mit dem Kranken zusammengelebt haben und wenn die Kranken in die Familie zurückkehren wollen und sollen, ist es eine Absurdität, den Angehörigen ausreichende Aufklärung zu verweigern. In solchen Situationen ist es die Pflicht und Schuldigkeit des behandelnden Arztes, beim Kranken darauf hinzuwirken, dass er eine umfassende Aufklärung der Angehörigen erlaubt.

Solche Komplikationen sind aber eher die Ausnahme als die Regel. Häufiger kommt es vor, dass therapeutisches Personal sich aus Mangel an Zeit, gelegentlich aus Mangel an gutem Willen, hinter der Schweigepflicht versteckt. Auf der anderen Seite wissen Therapeutinnen und Therapeuten heute, dass die kontinuierliche Verbindung zu Angehörigen und gegebenenfalls auch Freunden eine Grundvoraussetzung für eine erfolgreiche mittel- und langfristige Therapie ist. Sehr viele Therapeutinnen und Therapeuten suchen deshalb den Kontakt zu den Angehörigen. Allerdings ist es in der Anfangsphase wegen der verständlichen Ängste und Sorgen der Angehörigen und wegen ihres mangelnden Wissens über die Krankheit nicht ganz einfach, eine gemeinsame Basis zu finden.

Sich informieren

Tatsächlich reicht das Gespräch mit den Fachleuten nicht aus. Es reicht zumindest dann nicht aus, wenn es sich nicht um eine einfache psychotische Episode handelt, die nach einer krisenhaften Zuspitzung gleichsam von allein innerhalb kurzer Zeit wieder abklingt. Sobald klar ist, dass es sich um eine Psychose aus dem schizophrenen Formenkreis handelt, ist eine umfassende Information notwendig.

Dies kann durch Teilnahme an einem psychoinformativen bzw. psychoedukativen Kurs oder Seminar geschehen. Dies kann aber auch durch eigene Lektüre geschehen. Glücklicherweise gibt es mittlerweile eine ganze Reihe verständlich geschriebener Bücher, die helfen, die Krankheit zu verstehen. Dazu gehört mein eigenes Buch »Schizophrenie – die Krankheit verstehen«, das Buch von HELL und FISCHER-GESTEFELD »Schizophrenie« und das von BÄUML herausgegebene Buch »Psychosen aus dem schizophrenen Formenkreis«. Diese drei Bücher unterscheiden sich in der Zugehensweise. Meines ist eher für Menschen, die etwas mit zusammenhängenden Texten anfangen können. Die Darstellung von HELL und FISCHER-GESTEFELD ist kurz und prägnant. Bäumls Buch ist mit zahlreichen Abbildungen und Tabellen angereichert – eine Darstellungsweise, die heutzutage sehr viele Menschen anspricht.

Psychoedukativer Kurs und Eigenlektüre sind keine Alternative. Meine Empfehlung an Angehörige: Tun Sie beides – lesen Sie und nehmen sie an einem solchen Kurs teil. Der Kurs hat den Vorteil, dass Rückfragen an Expertinnen und Experten möglich sind und dass er Raum für das Gespräch mit anderen mitbetroffenen Angehörigen eröffnet.

Angehörigenvereinigungen

Ein zweiter Schritt der Information und der Bewältigung kann im Anschluss an eine Angehörigengruppe bestehen. Solche Angehörigenvereinigungen machen in der Regel zwei unterschiedliche Angebote. Zum einen vertreten sie die Interessen von Angehörigen und in gewissem Maße auch von Betroffenen gegenüber der Öffentlichkeit und gegenüber den psychiatrischen Diensten. Sie informieren nach innen und nach außen über die Krankheit. Sie unterstützen bei der rationalen Aufarbeitung der Problematik. Zum anderen, und dies ist ebenso wichtig, sind sie als Selbsthilfeorganisation ein bedeutender Faktor für die Bewältigung der schwierigen Lebenssituation von Angehörigen.

In einer solchen Gruppe begegnen sich Menschen mit ähnlichen Erfahrungen. Sie unterstützen einander im Gespräch und geben Rat und gelegentlich auch Tat. In solchen Gruppen findet sich Expertenwissen, über das die Professionellen in der Klinik Tätigen häufig nicht verfügen. Die Angehörigen, die sich in den Gruppen begegnen, sind Experten für die »andere Seite der Schizophrenie« wie John Wing (1977) das genannt hat (vgl. Katschnig 1987). Sie verfügen über umfangreiches Wissen über den alltäglichen Umgang, über Schwierigkeiten und Chancen. Sie können helfen, Ängste abzubauen und gleichzeitig neue Perspektiven eröffnen. Sie helfen vor allen Dingen noch vorhandene Schuldgefühle abzubauen, über Kränkungen und Unverständnis auf Seiten von Nachbarn, Freunden und der weiteren Familie hinwegzukommen.

Sie verfügen über reichhaltige Erfahrungen, wenn Schwierigkeiten bei der Behandlung oder im Umgang mit den Kranken innerhalb der Familie oder im sozialen Raum auftreten. Diese Gruppen helfen vor allen Dingen dabei, den Angehörigen bewusst zu machen, dass sie ihren betroffenen Familienmitgliedern nur dann helfen können, wenn sie auch etwas für sich selbst tun. Und hier begegnen sich psychiatrische Wissenschaft und familiärer Alltag: Die Theorie von der Schädlichkeit des spannungsgeladenen emotionalen Milieus in der Familie und die Alltagserfahrung, das gestresste und gereizte Angehörige nicht die bestmögliche Unterstützung leisten *können.*

Individuelle Wege suchen

Wenn die Krankheit von Dauer ist und leider ist sie das häufig, müssen und können Angehörige ihre eigene individuelle Strategie im Umgang mit dem Leiden ihres Kindes oder ihres Partners, ihres Bruders oder ihrer Schwester entwickeln. Dies ist nicht einfach. Es ist mit mannigfachen Kränkungen, Enttäuschungen, Rückschlägen verbunden. Aber auf lange Sicht ist die Begleitung durch die Familie eine wichtige Unterstützung, oft die einzige, die über lange Zeit anhält. Die Schizophrenie ist eine Erkrankung, die soziale Beziehungen und Kontakte bedroht. Bei chronischem Krankheitsverlauf verlieren die Kranken im Lauf der Zeit die meisten sozialen Beziehungen, die sie vor der Erkrankung gehabt haben. Sie knüpfen wenig neue tragfähige soziale Kontakte. Die einzigen, die die Zeit erfahrungsgemäß überdauern, sind die familiären Kontakte, obwohl auch diese häufig geprüft und belastet sind und obwohl auch diese sich oft verdünnen oder streckenweise sogar abgebrochen sind.

Wie die Kontakte und die Beziehungen sich entwickeln, ist eine individuelle Angelegenheit. Es tauchen aber immer wieder typische Probleme und Fragen auf, die einer gewissen Regelhaftigkeit unterliegen.

Fürsorge und ihre Grenzen

Eines der Probleme besteht darin, bei jugendlichen Schizophreniekranken, insbesondere aber bei jungen oder älteren Erwachsenen eine tragfähige Beziehung herzustellen, die sich nicht am Eltern-Kind-Modell orientiert. Das ist leichter gefordert als eingehalten. Das gilt schon deshalb, weil es kein Modell dafür gibt.

Es ist ein Merkmal der andauernden schizophrenen Erkrankung, dass diese mit Regression, mit vorübergehendem Stillstand der sozioemotionalen Entwicklung der Fürsorgebedürftigkeit auf der einen Seite und der Fürsorglichkeit und dem natürlichen Bedürfnis, Hilfe zu leisten auf der anderen Seite verbunden ist. Viele Jugendliche, die an schizophrenen Psychosen leiden, bleiben über die heute übliche Zeit im Elternhaus. Junge Erwachsene, die sich schon selbstständig gemacht haben, kehren nach Ausbruch der Krankheit ins Elternhaus zurück. Erwachsene verlieren bei ungünstigem Verlauf ihre Selbstständigkeit und sind auf Hilfe angewiesen.

Hier ist es wichtig, Modelle des Zusammenlebens zu entwickeln, die auf größtmögliche Selbstständigkeit der jungen Psychosekranken abzielen, ohne sie sozialen Gefährdungen auszusetzen. Die Maxime ist, dass ihr Leben so normal wie möglich sein soll. Das ist leicht, wenn der Psychosekranke sein eigenes Leben in die Hand nehmen kann. Das ist schwer, wenn die Krankheitssymptome über längere Zeit sein Handeln und Wollen beeinträchtigen, wenn er sich zurückzieht, wenn er sich in Körperpflege und Kleidung vernachlässigt, wenn er nicht im Stande ist, minimale Regeln des Umgangs zwischen Erwachsenen einzuhalten, wenn er ständig am Rande der Psychose entlangschlittert und gleichzeitig seine Medikamente nicht oder nur unregelmäßig einnimmt.

Angehörigen wird häufig vorgeworfen, überfürsorglich zu sein oder die Selbstständigkeit der Psychosekranken durch ihre Art und Weise des Umgangs mit ihnen einzuschränken. Solche Vorwürfe sind zumindest aus der Außenperspektive nicht selten auch berechtigt. Aber aus der Innenperspektive heraus haben Angehörige ebenso häufig gar keine andere Wahl. In dieser Situation helfen auch keine Ratschläge von außen. Hier ist der Platz der Auseinandersetzung in der Selbsthilfegruppe mit anderen mitbetroffenen Angehörigen, die Wege weisen können.

Das Fatale ist, dass Fürsorgebedürftigkeit und Fürsorglichkeit, wenn sie ineinandergreifen, bei Psychosekranken mit fortbestehender Negativsymptomatik zu weiterer Regression, zu weiterer Unselbstständigkeit beitragen, gerade weil das Wollen der Kranken beeinträchtigt ist. Auf der anderen Seite aber kann der Versuch, Selbstständigkeit zu fördern, die Fürsorglichkeit zu reduzieren, zu Unwillen und Gereiztheit auf Seiten der Kranken führen, ein Übermaß bzw. ein »relatives Übermaß« an Drängen auf Selbstständigkeit und Eigenaktivität aber auch zur Auslösung eines Rückfalls beitragen.

Die Situation ist nochmal eine ganz andere, wenn die krankheitsbedingte Behinderung so schwer ist, dass die Kranken der Hilfen im Alltag bedürfen. Auch dann geht es darum, möglichst die Eigenständigkeit zu fördern. Aber es kann nicht sein, dass dafür die Gefahr der Verwahrlosung in Kauf genommen wird. Das kann zu mannigfachen psychoemotionalen Verwicklungen führen. Das ist einer der Gründe dafür, weshalb bei langem Krankheitsverlauf und erheblichen psychosebedingten Behinderungen eine Lösung des Lebens außerhalb des Elternhauses dringlich ist: In einer betreuten Einzelwohnung, in einer Wohngruppe oder in einer möglichst kleinen Heimgemeinschaft.

Zusammenfassend ist für das Leben der Angehörigen mit der Psychose eines Familienmitgliedes Folgendes wichtig:

1. Die Angehörigen müssen sich mit der Krankheit konfrontieren. Sie müssen begreifen, dass mannigfache Probleme und Schwierigkeiten, die sie mit den Kranken erlebt haben und weiterhin erleben, nicht mit deren sozialen Unzulänglichkeiten oder deren Unwillen zu tun haben, sondern krankheitsbedingt sind.
2. Sie müssen sich über die Krankheit informieren, damit sie ihre kranken Angehörigen verstehen können und damit sie ihnen Hilfe bieten können, wo immer sie bereit dazu sind und wo immer das erforderlich ist.
3. Sie müssen ihre eigene subjektive Krankheitstheorie entwickeln und sich mit den Kranken in der Familie über deren Vorstellungen von der Krankheit und vom Leben mit der Krankheit verständigen.
4. Schließlich müssen sie, wenn die Krankheit andauert, eine langfristige Strategie entwickeln, wie sie mit sich und ihrem kranken Familienmitglied auf die Dauer zurande kommen, sodass das nahe oder distanzierte Zusammenleben erträglich wird; dass keine Beziehung der gegenseiti-

gen oder einseitigen psychoemotionalen oder materiellen Ausbeutung entsteht, und dass ein möglichst hohes Maß an Selbstständigkeit des behinderten Familienmitglieds gewährleistet ist.

Schlussbemerkungen

Das Zusammenleben von Psychosekranken und ihren Angehörigen verändert alle Beteiligten. In der Vergangenheit ist immer wieder Kritik an den Familien Schizophreniekranker laut geworden. Diese ist selten den Belastungen gerecht geworden, die die Angehörigen in der Regel auf sich nehmen. Tatsächlich haben auch die Behandelnden erst spät damit begonnen, nach Lösungen zu suchen, die gut für die Kranken und erträglich für die Angehörigen sind. Gerade in der Zeit der Erneuerung der Psychiatrie, in der das psychiatrische Krankenhaus vorrangig negativ bewertet wurde, sind Psychosekranke oft kurzfristig nach Hause entlassen worden, ohne dass die Konsequenzen für das soziale Netz bedacht wurden, in das sie zurückkehrten.

Das hat sich zumindest in der Theorie geändert. Der Anspruch der Kranken wie der der Angehörigen auf ein eigenes Leben wird anerkannt. Entsprechend sollte er auch unterstützt werden. Wir wissen, dass die Angehörigen bei langer Krankheitsdauer nicht selten die einzigen sozialen Beziehungen sind, die die Kranken noch haben. Schon deshalb bedürfen sie der Pflege. Schon deshalb müssen sie andererseits so gestaltet werden, dass nicht jene gespannte Familienatmosphäre die zwangsläufige Rückfallfolge ist, die nach dem heutigen Kenntnisstand einen Rückfall begünstigt. Das heißt aber nichts anderes, als dass wir Kranke und Angehörige darin unterstützen müssen, ihren eigenen Weg zu finden, mit der Krankheit zu leben.

13 Zum Schluss. Schwierigkeiten und Hindernisse

Die schematische Darstellung der Grundlagen und Leitlinien der Behandlung der Psychosen aus dem schizophrenen Formenkreis und der anderen Krankheiten, die im Kapitel F2 der ICD-10 zusammengefasst sind, ist mit dem letzten Kapitel abgeschlossen. Dass ich trotzdem ein weiteres Kapitel hinzufüge, hängt mit meiner Darstellungstechnik zusammen. Ich habe versucht, die Grundlagen und Leitlinien der Schizophreniebehandlung gleichsam chronologisch zu erzählen. Auf diesem Hintergrund hätte das vorliegende Kapitel den Rahmen gesprengt. Wo immer ich es eingefügt hätte, wäre es fehl am Platz gewesen, zumal die Schwierigkeiten und Hindernisse, um die es hier geht, in jeder Phase der Psychosentherapie auftreten können.

Tatsächlich ist fast alles, was hier zusammengefasst und hervorgehoben wird, in den früheren Kapiteln des Buches bereits angesprochen worden – aber eben nur angesprochen und nicht systematisch dargestellt. Im Folgenden geht es um die Unfähigkeit der Psychosekranken, ihr Leiden als Krankheit zu erkennen, um Behandlungsverweigerung, um Zwangseinweisung und Zwangsmedikation, um Gewalt und Suizidgefährdung und um die Gefahr sozialer Entwurzelung, Wohnungslosigkeit und Verelendung. Alles dies muss angesprochen werden, obwohl die Auseinandersetzung damit schmerzlich ist. An der Auseinandersetzung führt kein Weg vorbei, für die Kranken ebenso wenig wie für ihre Angehörigen und ihre Therapeuten/-innen. Ich folge in der Darstellung dem häufigsten zeitlichen Ablauf der Karriere von Psychosekranken.

➡ Die Kranken erkennen ihr Leiden nicht als psychische Störung und sehen deshalb keine Notwendigkeit, sich psychiatrisch behandeln zu lassen.

Wir machen es uns zu einfach, wenn wir die Unfähigkeit von ersterkrankten – oder auch von wiedererkrankten – Psychosekranken als »Krankheitsuneinsichtigkeit« abtun. Wer an einer Psychose erkrankt, wird einer grundlegend neuen Erfahrung unterworfen, die seine Weltwahrnehmung entscheidend verändert und mit nichts vergleichbar ist, was er bisher erlebt hat. Diese veränderte Wahrnehmung des Selbst und der Außenwelt, wie sie sich im »zentralen schizophrenen Syndrom« (WING) niederschlägt, irritiert und ängstigt die Betroffenen meist in hohem Maße. Weil entsprechende Vorerfahrungen fehlen, bemerken die meisten Betroffenen zwar, dass sich etwas verändert. Sie sind aber nicht im Stande, zu begreifen, dass es sich dabei um ein medizinisches Phänomen, eine Krankheit handelt.

Es macht wenig Sinn, mit ihnen über die veränderte Weltwahrnehmung zu räsonieren, die uns als Wahn erscheint oder über die Stimmen, die wir nicht hören. Es gibt keinen einfachen Weg des Zugangs zu einem Menschen in der beginnenden oder wieder beginnenden Psychose. Auch so zu tun, als erlebten wir die veränderte Weltwahrnehmung des psychosekranken Menschen mit, führt zu nichts, ganz abgesehen davon, dass es unehrlich ist.

Am sinnvollsten ist es, einerseits Mitempfinden zu äußern. Andererseits klare Grenzen zu setzen: Ich verstehe, dass du die Welt anders siehst als ich. Aber ich kann deine Wirklichkeit nicht als meine akzeptieren.

Darüber hinaus gibt es Symptome und Zeichen, über die man reden und über die man sich verständigen kann. Die Angst gehört dazu, ebenso wie Schlafstörungen, Überwachheit, Gedankendrängen, innere Unruhe, Hyperakusis (störend lautes Hören von Geräuschen) und gelegentlich grelles Wahrnehmen von Farben. Angst, Unruhe und Schlafstörungen kann man haben, ohne sich als psychisch krank identifizieren zu müssen. Man kann sie auch behandeln, wenn man sich als gesund begreift, obwohl man selbstverständlich, wenn man wirklich gesund ist, zurückhaltend mit der Medikamentenbehandlung solcher Befindlichkeitsstörungen sein sollte.

Ist ein solcher Zugang nicht möglich, ist freundliche Beharrlichkeit angesagt: Das Gespräch suchen und dabei den Konflikt vermeiden; darüber sprechen, dass man als Angehöriger oder Freund den anderen als verändert erlebt; ihm raten, die Hilfe des Hausarztes, eines Psychotherapeuten oder eines Psychiaters zu suchen; ihn *vorsichtig* mit den Veränderungen konfrontieren, die er in seinem psychosozialen Bereich und in seiner Weltwahrnehmung selbst spürt.

Auf diese Weise gelingt es immer wieder, Kranke von der Notwendigkeit zu überzeugen, sich behandeln zu lassen. Manchmal dauert das lange, gelegentlich sehr lange. Dennoch ist der Weg der Überzeugung der beste denkbare Weg, solange es nicht zum psychotischen Zusammenbruch oder zu akuter Suizidgefährdung kommt. Zwangsmaßnahmen sind außerhalb der akuten Notsituation der schlechteste Weg.

→ Die Kranken verweigern eine stationäre Behandlung, obwohl ihre Angehörigen und ihre Umgebung diese für unbedingt erforderlich halten

Was ist nun, wenn nichts mehr geht? Was ist, wenn ein junger Mann oder eine junge Frau sich vollständig zurückzieht, nicht mehr oder nur noch in der Nacht aus dem Zimmer kommt, nicht mehr spricht, die sozialen Regeln und Normen im engeren Umfeld und in der Familie nicht mehr beachtet, sich im Kreis der Familie vernachlässigt, nicht mehr pflegt, nicht mehr wäscht, die Kleidung nicht mehr wechselt, schließlich Essen und Trinken einstellt?

Spätestens dann, wenn er oder sie nicht mehr trinkt, ist jedem klar, was zu geschehen hat. Ohne Flüssigkeitszufuhr stirbt der Mensch innerhalb weniger Tage. Dann ist Handeln gegen den Willen des Betroffenen unabdingbar. Die bange Frage bleibt, wer das Heft des Handelns in die Hand zu nehmen hat. Auch dies ist beim geschilderten Szenarium klar. Es sind die Mitbewohner, die Angehörigen, in der Regel die Eltern. Sie haben den Hausarzt zu rufen, dieser den Amtsarzt oder den Notfallpsychiater oder wer immer für die Durchführung einer Einweisung gegen den Willen auf der Grundlage des Psychisch-Kranken-Gesetzes oder auf der Grundlage der Regelungen für das Handeln in einem übergesetzlichen Notfall zuständig ist.

Das aber fordert Überwindung und Kraft: Das eigene Kind gegen seinen Willen, vielleicht sogar gegen seine heftige Gegenwehr in die geschlossene Abteilung eines psychiatrischen Krankenhauses einzuweisen, das hinterlässt bei den Eltern, den Geschwistern, dem Partner, der Partnerin ganz unweigerlich ein ungeheuer mieses Gefühl, hinterlässt Gewissensbisse und Schuldgefühle, die nagende Frage, ob es vielleicht nicht doch anders gegangen wäre, wenn man nur geduldig gewesen wäre. Die Hoffnung, die Kranken könnten es einem später einmal danken, ist in der akuten Situation wenig tröstlich. Außerdem ist sie trügerisch. Nach Zwangseinweisungen müssen diejenigen, die sie veranlasst haben, manchmal langzeitig mit Vorwürfen rechnen und zwar umso mehr, je näher sie den Kranken stehen. Dennoch gibt es Situationen, in denen keine Alternative vorhanden ist. Und wer anderes sollte dann handeln, als diejenigen, die den Kranken nahe stehen?

Gelegentlich hört man das Argument, es sei besser zu warten, bis die Kranken gegenüber Dritten oder in der Öffentlichkeit auffällig würden. Dann würden Nachbarn, Bürger oder die Polizei aktiv werden. Ich halte diesen Standpunkt für verantwortungslos.

Es gibt zum einen Kranke, deren Symptomatik durch Passivität und Zurückgezogenheit gekennzeichnet ist, die nie öffentlich auffällig werden, deren Krankheit aber zur unerträglichen Belastung für sie selbst wie für die Angehörigen wird, und die die Chance einer erfolgreichen Behandlung nicht nutzen.

Zum anderen kann das Abwarten bei Kranken, die von ihrem Wahn oder ihren Stimmen getrieben werden, gefährlich sein. Diese Kranken sind erhöht suizid- und unfallgefährdet, wenn sie in ihrer Angst keinen Ausweg wissen oder Alltagssituationen verkennen. Bei ihnen besteht auch eine erhöhte Gefahr der Tätlichkeit gegenüber anderen, weil sie etwa im Verfolgungswahn in Situationen geraten, in denen sie wähnen, sich gegen Angriffe wehren zu müssen und aus einer subjektiven Notwehrsituation entsprechend handeln.

Die Entscheidung, wann es soweit ist, dass nur der Zwang zur Behandlung hilft, kann den Angehörigen niemand abnehmen. Sie können sich mit ihrem Hausarzt, mit Freunden, mit anderen Angehörigen beraten lassen. Aber die Verantwortung bleibt bei ihnen. Leider kommt es immer wieder vor, dass, wenn sie aktiv geworden sind, eine notwendige Einweisung dann doch nicht durchgeführt wird, weil manche Kranke es fertig bringen, sich in Gegenwart des zugezogenen Amtsarztes oder Notfallpsychiaters »zusammenzureißen« und ihn zu überzeugen, dass eine Einweisung keineswegs notwendig ist.

Natürlich kommt es auch vor, dass die Angehörigen einer Fehleinschätzung unterliegen. In jedem Fall geraten sie dann in eine Situation, wo der Eindruck entsteht, sie würden ihr krankes Familienmitglied »in die Irrenanstalt abschieben« wollen. Dies ist für diejenigen, die aus Sorge handeln, nur schwer zu ertragen. Nicht ganz selten müssen sie sich gefallen lassen, dass die Nachbarn sich über sie das Maul zerreißen, dass man mit dem Finger auf sie zeigt. Und dennoch nimmt ihnen niemand die Verantwortung ab.

➡ Gewalt und Suizidgefahr

Psychosekranke seien unberechenbar und gefährlich. Das ist ein in der Öffentlichkeit verbreitetes Vorurteil. Allerdings ist diese Meinung nicht nur Vorurteil. Aber man muss die Gefährdung Dritter durch Schizophreniekranke ebenso wie deren Selbstgefährdung durch Unfall oder Suizid im Rahmen sehen. Die Psychose hindert die Betroffenen mehr oder weniger ausgeprägt an einer realitätsgerechten Auseinandersetzung mit den Eindrücken, denen sie ausgesetzt sind. Die Verkennung von Situationen, ihre Angst vor Verfolgung, Beeinträchtigung, Vergiftung, vor Angriffen versetzt sie, je ausgeprägter die Psychose ist, umso mehr in eine subjektiv wahrgenommene Notsituation, gegen die sie sich zur Wehr setzen müssen. Ihre Realitätseinschätzung wird zusätzlich beeinträchtigt, wenn sie etwa zur Bekämpfung der Angst vermehrt Alkohol trinken, Drogen oder Medikamente (vom Tranquilizertyp) einnehmen.

Bis vor wenigen Jahren war die Argumentation von uns Psychiatern gegenüber der Öffentlichkeit die, dass Psychosekranke nicht häufiger gewalttätig seien als andere Menschen. Diese Auffassung wurde teilweise, aber nur teilweise, von der wissenschaftlichen Literatur gestützt. Richtig ist, dass Gewalttaten psychisch Kranker dann nicht häufiger oder nicht wesentlich häufiger sind als die nicht psychisch Kranker, wenn kein sekundärer Alkohol- oder Drogenmissbrauch vorliegt, wenn sie nicht in Wohnungslosigkeit und Verarmung gedrängt werden und – vor allem – wenn sie rechtzeitig und gründlich behandelt werden.

Eine besondere Gefährdung besteht, wenn die Symptomatik mit Wahninhalten oder imperativen Stimmen verbunden ist, die die Kranken zur aktiven »Selbstverteidigung« drängen. Dies war z. B. bei der »Frau in Weiß« der Fall, die im Jahre 1990 Oskar Lafontaine angriff und schwer verletzte. Sie wähnte, dass die Politiker unterirdische »Menschenfabriken« eingerichtet hätten, in denen gefoltert würde. Entsprechend handelte sie unter dem Zwang, diese Menschen erlösen zu müssen. Bemerkenswert ist, dass ihre Angehörigen bereits Wochen vor der Tat das zuständige Gesundheitsamt informiert hatten, dass Handlungsbedarf bestehe und dass ihre Schwester in eine psychiatrische Klinik zur Behandlung eingewiesen werden müsste.

Neuere englische Untersuchungen zeigen, dass rechtzeitige Behandlung die wirksamste Prävention gegen Gewalt von Seiten psychosekranker

Menschen ist. Dies ist nicht nur im Sinne der Opfer, sondern auch im Sinne der psychisch Kranken, denen auf diese Weise unsägliches Leid durch die spätere Konfrontation mit einer Tat erspart wird, die sie im Zustand der Urteilsunfähigkeit begangen haben und die sie nicht verstehen – und ebenso großes Leid durch die konkreten Folgen der Tat, nämlich jahrelange Verwahrung in Einrichtungen für psychisch kranke Rechtsbrecher.

Die Selbsttötung ist ein weiteres Risiko der nicht behandelten Psychose. Akute Suizidgefahr ist ein Grund für die sofortige Einweisung in eine psychiatrische Klinik. Allerdings sei angemerkt, dass die Suizidgefährdung über die gesamte Dauer der psychotischen Erkrankung bestehen bleibt. Die Psychose ist jenseits ihrer konkreten Inhalte ein Einschnitt in die Biografie der Erkrankten mit vielfältigen psychosozialen Folgen, mit reaktiven, gut einfühlbaren depressiven Verstimmungen, schier ausweglosen Lebenssituationen und der Konfrontation mit einer Realität, die sie sich vor der Erkrankung nicht hätten vorstellen können. Suizidprävention besteht unter diesem Gesichtspunkt einerseits in der Behandlung der Psychose, andererseits in einer langfristigen, stützenden und klärenden psychotherapeutischen Behandlung und Betreuung.

Ein anderer Aspekt, der viel zu wenig beachtet wird, ist die Gefahr für Psychosekranke, auf gewaltsame Weise zu sterben: Durch Unfall, aber auch infolge von gewaltsamen Auseinandersetzungen oder von Angriffen. Beides hängt wahrscheinlich mit einer durch die akute Psychose verminderten Fähigkeit zusammen, gefährlichen Situationen auszuweichen.

➡ Wenn die Kranken die Medikamentenbehandlung verweigern

Hat man das Einverständnis eines Patienten oder einer Patientin zur Behandlung erreicht, bedeutet dies noch lange nicht, dass alle Schwierigkeiten aus dem Weg geräumt sind. Die Medikamentenbehandlung ist aus psychiatrischer Sicht ein wesentlicher Stützpfeiler der Psychosentherapie. In der Öffentlichkeit aber haben antipsychotische Medikamente, gemeinhin als Neuroleptika geläufig, einen schlechten Ruf. Weite Teile der Öffentlichkeit geben der Psychotherapie, ja selbst der Naturheilkunde, den Vorzug gegenüber der Neuroleptikabehandlung. Die Mehrzahl der Bevölkerung hält Letztere sogar für schädlich.

Hier besteht also eine denkwürdige Diskrepanz zwischen Medizin und öffentlicher Meinung, die in dieser Schärfe sonst kaum vorkommt. Das hat Konsenquenzen. Wir Behandelnde können darüber nicht einfach zur Tagesordnung übergehen, indem wir unseren Patientinnen und Patienten einfach sagen, dass wir es schließlich am besten wüssten. Wir müssen uns mit ihnen und ihren Angehörigen darüber auseinander setzen. Wir müssen ein Stück Aufklärungsarbeit über die Krankheit und über die Behandlung leisten. Wir müssen die Kranken und ihre Angehörigen darüber ins Bild setzen, warum wir davon überzeugt sind, dass eine Neuroleptikabehandlung unabdingbar ist und warum Psychotherapie allein in den meisten Fällen nicht ausreicht.

Nur wenn wir das tun, können wir mit mehr als einem widerwilligen Dulden von Seiten der Kranken rechnen. Da eine konstruktive Schizophreniebehandlung aber nur möglich ist, wenn es uns gelingt, gemeinsam mit den Kranken eine längerfristige Behandlungsstrategie auszuhandeln, benötigen wir ein einigermaßen tragfähiges Einverständnis der Kranken. Sonst müssen wir damit rechnen, dass sie die Medikamente spätestens nach Klinikentlassung wieder absetzen oder die Dosis eigenständig vermindern. Der Rückfall ist dann fast immer vorprogrammiert.

Um das zu gewährleisten, hilft weder der erhobene Zeigefinger noch eine moralisierende Haltung. Was hilft ist das Gespräch über die Medikamente, ihre Wirkungen, ihre unerwünschten Wirkungen, darüber, warum wir überzeugt sind, dass die Behandlung über längere Zeit fortgeführt werden sollte. Dieses Gespräch darf nicht einseitig sein. Wir müssen auf die Argumente der Kranken eingehen, und, soweit wir dies verantworten können, auf ihre Vorschläge zur Dosisveränderung – meist die Dosisverminderung – einlassen: Zur Selbstständigkeit ermutigen; sie, wo immer verantwortbar, eigene Erfahrungen sammeln lassen; sie dabei unterstützen, mit der Krankheit zu leben und an deren Behandlung mitzuwirken. Das heißt unter vielem anderen auch, dass wir versuchen, gemeinsam mit ihnen die effektivste nebenwirkungsärmste Medikation auszuhandeln und mit ihnen gemeinsam das Präparat herauszusuchen, das ihnen auch subjektiv am meisten hilft.

Aber damit sind nicht alle Schwierigkeiten ausgeräumt. Wer je gezwungen war, selbst über längere Zeit Medikamente einzunehmen, weiß, wie schwer es fällt, dies regelmäßig und zuverlässig zu tun. Er weiß auch, wie groß die Versuchung ist, die Medikamente abzusetzen – auch wider besseren Wissens –, wenn es einem gut geht. Auch hier hilft Überzeugungsarbeit.

Aber wir können uns nicht darauf verlassen, dass unsere Patientinnen und Patienten nach einer Erst- oder Zweiterkrankung es irgendwann nicht doch wissen wollen, dass sie ausprobieren wollen, ob der Rückfall wirklich kommt, wenn die lästigen Medikamente weggelassen werden.

In solchen Situationen können und sollen wir sie nicht zu etwas zwingen, was sie auf keinen Fall wollen. Es ist risikoloser, ihnen in solchen Situationen entgegenzukommen, sie zu bewegen, die Neuroleptika nicht abrupt abzusetzen und sie in engmaschiger ambulanter Betreuung zu behalten, auch wenn sie die Medikamente gegen unseren ausdrücklichen Rat nicht weiternehmen wollen. Bei Wiederaufflackern der Symptomatik können wir dann einen neuen Behandlungsvertrag aushandeln, ohne dass allzu viel Schaden entsteht.

Allerdings können die Dinge auch ganz anders verlaufen. Es misslingt uns, aus welchen Gründen immer, den Kontakt mit den Kranken aufrechtzuerhalten. Sie verweigern sich uns, ebenso wie ihren Angehörigen. Sie verweigern eine Medikation, obwohl sie in der Vergangenheit die Erfahrung gemacht haben, dass sie ihnen hilft. Die gesetzlichen Grundlagen reichen nicht aus für eine Behandlung gegen den Willen. Die Balance zwischen dem Recht auf Freiheit der Person und der Verpflichtung der Gesellschaft zur Fürsorge ist heikel. Wenn keine Gefährdung Dritter und keine akute Suizidgefährdung bestehen, wenn Kranke in ihrer Psychose zurückgezogen vor sich hinleben, ist oft keine Hilfe möglich. Dann kommt es vor, dass sie eine totale Entwurzelung erleiden, dass sie all ihre sozialen Bindungen verlieren, aus ihrer Wohnung vertrieben werden und schließlich verelenden. Solche Entwicklungen sind viel häufiger, als wir das aus dem beschützten Rahmen der Klinik heraus wahrnehmen. Diese Kranken geraten aus unserem Blickfeld. Oft brechen sie auch alle Kontakte zu ihren Angehörigen ab. Auf diese Weise wissen wir nicht einmal, wie groß das Elend ist, das sie erleiden.

➡ Psychosentherapie bei Störungen des Wollens und des Handelns

Die angebliche »Uneinsichtigkeit« Schizophreniekranker in ihr Leiden steht in der psychiatrischen Diskussion ganz im Vordergrund. Auch Angehörigen wird dies immer wieder als zentrales Problem übermittelt. Dass es sich dabei um eine komplexe Angelegenheit handelt, habe ich bereits mehrfach betont. An dieser Stelle will ich noch einen Teilaspekt der mangelnden Kooperationsfähigkeit vieler Kranker ansprechen, nicht nur das Denken und das Fühlen der Kranken, sondern auch das Wollen und das Handeln.

Man kann sich leicht vorstellen, dass jemand, der psychosebedingt »nicht wollen« kann, stark beeinträchtigt ist. Er kommt morgens nicht aus dem Bett, er bringt es nicht fertig, unter die Dusche zu gehen, seine Kleider in die Waschmaschine zu stecken, zu frühstücken, das Haus zu verlassen, schon gar nicht zur Arbeit zu gehen oder den Tag sonst irgendwie zu gestalten. Er schafft es auch nicht, Hilfe zu suchen – weder in angemessener noch in unangemessener Form. Er ist einfach zurückgezogen und apathisch, manchmal so sehr, dass er äußerlich verwahrlost.

Wichtig ist, dass wir begreifen, dass solche Störungen des Wollens und Handelns keine aktive Verweigerung der Annahme von Hilfe sind. Für solche Kranke ist es wichtig, dass sie im Sinne der nachgehenden Fürsorge bzw. der aufsuchenden Hilfe aktiv betreut werden. Bei ihnen sind Hausbesuche unabdingbar, wenn sie nicht im Stande sind, vereinbarte Termine einzuhalten. Sie benötigen häusliche Hilfe, wenn sie es nicht schaffen, ihre Wohnung zu pflegen und den Kühlschrank aufzufüllen (und wenn ihre Angehörigen diese Hilfen nicht leisten können). Solche Hilfe soll aber immer das Ziel haben, den Zustand zu überwinden.

Eine medikamentöse Therapie bewirkt bei solchen Zuständen leider keine Wunder, obwohl eine Neuroleptikatherapie in niedriger Dosierung meistens hilfreich ist. Wichtig ist ein Mindestmaß an sozialer Aktivierung. Das kann mit der Hilfe beim Aufstehen, Waschen, Anziehen anfangen, mit ein paar Schritten vors Haus oder längeren Spaziergängen. Ziel muss aber sein, die Kranken zu stimulieren und sie dahin zu bringen, dass sie ein Minimum an Tageslaufstrukturierung annehmen können.

Dabei muss man sich klar sein, dass man es hier mit einem schwerwiegenden und schwer zu behandelnden Krankheitssymptom zu tun hat, eben mit »Nicht-wollen-Können« und nicht schlicht mit »nicht wollen«. Der Appell, der andere möge sich zusammenreißen, ist in diesem Zusammenhang wenig hilfreich. Noch weniger konstruktiv sind allerdings alle Maßnahmen, die weiteren Rückzug, eine weitere Regression begünstigen. Am besten ist es, den Betroffenen freundlich, bestimmt und beharrlich gegenüberzutreten und sich auf eine Therapie der kleinen Schritte einzurichten.

Schlussbemerkungen

Gewiss habe ich in diesem Kapitel nicht alle Schwierigkeiten und Hindernisse einer erfolgreichen Schizophreniebehandlung angesprochen. Aber die mangelnde Bereitschaft oder die mangelnde Fähigkeit, Hilfe zu suchen oder anzunehmen, ist ein zentrales Problem, das manche theoretische Möglichkeit einer bestmöglichen Behandlung mit Psychotherapie, Soziotherapie und Medikamenten zur Utopie werden lässt. Besonders tragisch ist dies, wenn von früheren Therapieversuchen bekannt ist, dass die Kranken gut, sehr gut oder sogar hervorragend auf die Behandlung angesprochen haben. Bei solchen Kranken können wir damit rechnen, dass sie das auch künftig tun werden bzw. würden. Je mehr Zeit verstreicht, je mehr die Kranken sozial entwurzelt sind, ihre Bezugspersonen verlieren, wohnungs- und beschäftigungslos oder sekundär alkohol-, medikamenten- oder drogenabhängig werden, desto schwieriger wird es, einen neuen Anfang zu finden.

Die gesetzlichen Möglichkeiten, selbst bei eindeutiger Tatsachenlage gegen den Willen der Betroffenen einzugreifen, sind meist wenig hilfreich. Aber auch die ethisch-moralischen Grundlagen für Zwangsinterventionen außerhalb der Akutsituation sind keineswegs eindeutig.

Dem von Jim BIRLEY formulierten Recht darauf, bei Verlust der Urteilsfähigkeit durch psychische Krankheit gegebenenfalls auch gegen den eigenen Willen behandelt zu werden, steht die Auffassung gegenüber, auch psychisch Kranke müssten das Recht haben, sich für ein Leben in Krankheit zu entscheiden. Dabei wird allerdings oft vergessen, was der krankheitsbedingte Verlust der Urteilsfähigkeit ist und welche Konsequenzen er hat.

Andererseits ist festzuhalten, dass bei langem Krankheitsverlauf ohne ausreichende Behandlungserfolge kaum vertretbar erscheint, Menschen gegen ihren Willen dauerzumedizieren. Alles dies wird noch schwieriger, wenn Kinder in der Frage der Behandlung oder Nichtbehandlung mitbetroffen sind, insbesondere, wenn sie im Falle der Nichtbehandlung unweigerlich den Kontakt zu ihrer Mutter oder ihrem Vater verlieren, sei es aufgrund der Krankheitsfolgen oder sei es, weil sie durch die Jugendbehörden aus der Familie entfernt werden (SOLLBERGER 2000).

Tatenlos zuzusehen, wenn man weiß oder davon überzeugt ist, dass wirksame Hilfe möglich wäre, ist manchmal fast nicht auszuhalten, für die Therapeutinnen und die Therapeuten nicht, für Eltern, Kinder, Partner oder Geschwister schon gar nicht. Hier hilft nur die Hoffnung, dass auch in scheinbar aussichtslosen Fällen später, aber nicht zu spät Besserung erreicht wird. Angehörigen sollten alle Möglichkeiten der psychischen und sozialen Unterstützung, vor allem in Form von Selbsthilfe offen stehen.

Literatur

ANGERMEYER, M. C.: Einstellung der Bevölkerung zu Psychopharmaka. In: NABER, D., MÜLLER-SPAHN, F.: Clozapin. Pharmakologie eines atypischen Neuroleptikums. Berlin, New York Heidelberg: Springer Verlag 1994, S. 113–123.

BARTON, R.: Institutional Neurosis. Bristol: John Wrigth & Sons Ltd. 1959. Deutsch: Hospitalisierungsschäden in psychiatrischen Krankenhäusern. Ursachen, Behandlung, Prävention. In: FINZEN, A. (Hg.): Hospitalisierungsschäden in psychiatrischen Krankenhäusern. München: Piper 1974.

BATESON, G.; JACKSON, D. D.; HALEY, J.; WEAKLAND, J. H.; WYNNE, L. C.; RYCKHOFF, I. M.; DAY, J.; HIRSCH, S. J.; LIDZ, T.; CORNELISEN, A.; FLECK, S.; TERRY, D.; SEARLES, H. F., BOWEN, M.; VOGEL, E. F.; BELL, N.; LAING, R. D.; FOUDRAINE, J.: Schizophrenie und Familie. Frankfurt am Main: Suhrkamp 1969.

BÄUML, J.: Psychosen aus dem schizophrenen Formenkreis. Berlin, Heidelberg, Springer 1994

BLEULER, E.: Dementia Praecoox oder die Gruppe der Schizophrenien. Leipzig: Deuticke 1911. Reprint: Mit einem Vorwort von Manfred Bleuler: Tübingen: Archiv der Edition Diskord 1988.

BLEULER, M.: In: SHEPHERD, M. (Ed.): Psychiatrists on Psychiatry: Cambridge: University Press 1982. Deutsch: Lebenslauf und Berufsweg. In: SHEPHERD, M. (Hg.): Psychiater über Psychiatrie. Weinheim, Basel: Beltz 1985, S. 9–31.

DEGER-ERLENMAIER, H. (Hg.): Wenn nichts mehr ist, wie es war ... Angehörige psychisch Kranker bewältigen ihr Leben. Bonn: Psychiatrie-Verlag 1992.

Diagnostisches und Statistisches Manual Psychischer Störungen DSM-IV. Sass, H.; Wittchen, H.-U.; Zaudig, M. (Hg.). Göttingen, Bern, Toronto: Hogrefe 1996.

Dohrenwend, B. P.; Shrout, P. E.; Link, B. G.; Skodol, A. E.: Social and psychological risk of episodes of schizophrenia. In: Häfner, H.; Gattaz, W. F.; Janzarik, W. (Hg.): Search for the cause of schizophrenia. Berlin, Heidelberg, New York: Springer Verlag 1987

dtv Lexikon. Mannheim: Brockhaus GmbH / München: Deutscher Taschenbuchverlag 1992.

Finzen, A.: Hospitalisierungsschäden in psychiatrischen Krankenhäusern. München. Piper 1974.

Finzen, A.: Der Verwaltungsrat ist schizophren. Die Krankheit und das Stigma. Bonn: Psychiatrie-Verlag 1996.

Finzen, A.: Suizidprophylaxe bei psychischen Störungen. 4. Aufl. Bonn: Psychiatrie-Verlag 1997.

Finzen, A.: Schizophrenie – die Krankheit verstehen. Bonn: Psychiatrie-Verlag 2000.

Finzen, A.: Psychose und Stigma. Stigmabewältigung – zum Umgang mit Vorurteilen und Schuldzuweisungen. Bonn: Psychiatrie-Verlag 2000.

Finzen, A.: Medikamentenbehandlung bei psychischen Störungen. Leitlinien für den Psychiatrischen Alltag. 13. Auflage. Bonn: Psychiatrie-Verlag 2000.

Flick, U.: Psychologie des Sozialen; Repräsentationen in Wissen und Sprache: Reinbek: Rowohlt 1995.

Häfner, H.: Das Rätsel Schizophrenie. Eine Krankheit wird entschlüsselt. München: C. H. Beck 2000.

HEINRICH, K.: Rezension von Tölle R.: Psychiatrie einschließlich Psychotherapie, 12. neu verfasste und ergänzte Aufl. 1999. Fortschr. der Neurologie, Psychiatrie 68; 2000: 338.

HELD, T.: Die Psychotherapie Schizophrener im Zeitalter der Vulnerabilität. Psychotherapie, Psychosomatik 1993: S. 167–277.

HELL, D.; GESTEFELD, M.: Schizophrenien. Orientierungshilfen für Betroffene. Berlin, Heidelberg, New York: Springer 1988.

HO, B. Ch., ANDREASEN, N. C.; FLAUM, M.; NOPOULOS, P.; MILLER, D.: Untreated Initial Psychosis: Ist Relation to Quality of Life and Symptom Remission in First-Episode Schizophrenia. *Am. J. Psych.* 157; 2000: S. 808–815.

Internationale Klassifikation psychischer Störungen. ICD 10 Kapitel V (F). In: DILLING, H.; MOMBOUR, W.; SCHMIDT, M. H. (Hg.): Internationale Klassifikation psychischer Störungen. ICD 10 Kapitel V (F). 2. Auflage. Bern, Göttingen, Toronto: Hans Huber 1993.

JORM, A. F.; JACOMB, P. A.; CHRISTENSEN, H.; HENDERSON, S.: Attitudes towards people with a mental disorder: a survey of the Australian public and health professionals. Australian and New Zealand Journal of Psychiatry 1999; 33: 77 83.

KATSCHNIG, H. (Hg.): Die andere Seite der Schizophrenie. Patienten zu Hause. 3. Auflage. München: Psychologie Verlags Union 1989; 1. Auflage 1977, 4. Auflage 2000.

KIESERG, A.; HORNUNG, W.P.: Psychoedukatives Training für schizophrene Patienten (PTS). Ein verhaltenstherapeutisches Behandlungsprogamm zur Rezidivprophylaxe. Tübingen: Deutsche Gesellschaft für Verhaltenstherapie 1994.

LIDZ, Th.; FLECK, St.: Die Familienumwelt der Schizophrenen. Stuttgart: Klett-Cotta 1979.

MÜLLER, Ch.: Psychotherapie und Soziotherapie der endogenen Psychosen. In: KISKER, K.-P.; MEYER, J. E.; MÜLLER, M.; STRÖMGREN, E.: Psychiatrie der Gegenwart Band 11 / 1, 2. Auflage. Berlin, Heidelberg, New York: Springer 1972, S. 292–392.

Sachverständigenbericht zur Lage der Psychiatrie in der BRD. Aktion Psychisch Kranke 1988.

SOLLBERGER, D.: Psychotische Eltern – verletzliche Kinder. Kinder psychisch Kranker und ihre Probleme. Bonn, Edition das Narrenschiff 2000

SONTAG, S.: Krankheit als Metapher. München, Wien: Hanser Verlag 1978; Frankfurt am Main: Fischer Taschenbuchverlag 1981.

STRAUSS, J. S.: Is biological psychiatriy building on an adequate base? In: N. ANDREASEN (ed.): Schizophrenia. Washington DC: *Am. Psychiat. Press* 1994, S. 31–45.

STROTZKA, H.: Einführung in die Sozialpsychiatrie. Reinbek bei Hamburg: Rowohlt Taschenbuchverlag 1965.

WIENBERG, G.: Schizophrenie zum Thema machen. 2. Aufl. Bonn: Psychiatrie-Verlag 1997.

WING, J. K.; BENNETT, D.; DEHMAN, J.: The Industrial Rehabilitation of Longstay Schizophrenic Patients. London: HMSO 1964.

WING, J. K.: Schizophrenie in Selbstzeugnissen. In: KATSCHNIG, H. (Hg.): Die andere Seite der Schizophrenie. Patienten zu Hause. 3. Auflage. München: Psychologie Verlags Union 1989.

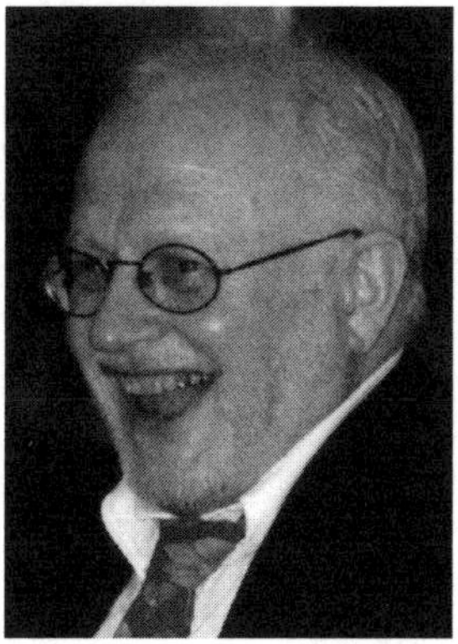

Asmus Finzen, Jg. 1940, ist stellvertretender Ärztlicher Direktor der Psychiatrischen Universitätsklinik in Basel, Leiter des Bereichs Allgemeine Psychiatrie und Professor für Sozialpsychiatrie.
Asmus Finzen hat zahlreiche Fachbücher und Aufsätze verfasst, im Psychiatrie-Verlag sind u. a. erschienen:

- ➡ Schizophrenie – die Krankheit verstehen
- ➡ Psychose und Stigma
- ➡ Medikamentenbehandlung – Einführung in die Therapie mit Psychopharmaka (neu bearbeitete 13. Auflage 2001)
- ➡ Suizidprophylaxe bei psychischen Störungen

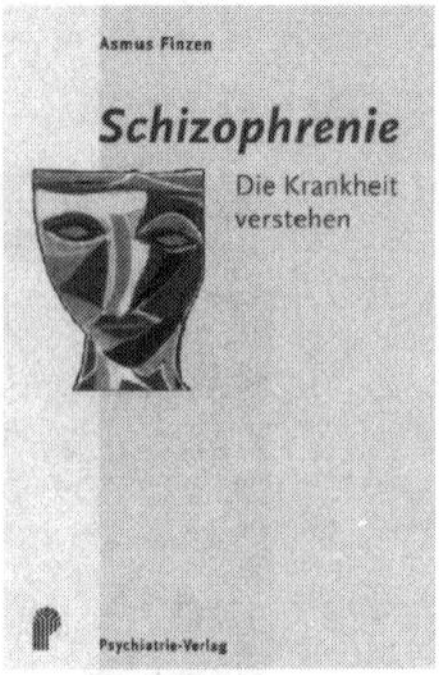

Asmus Finzen
Schizophrenie
Die Krankheit verstehen

3-88414-151-1
Aktualisierte Auflage
180 Seiten
15,90 Euro (29,00 sFr)

Die Diagnose einer Schizophrenie ist nicht das Ende. Sie ist der Anfang. Sie ist der Beginn eines Erfahrungs- und Lernprozesses mit dem Ziel, die Krankheit zu überwinden.
Asmus Finzen hat sich zum Ziel gesetzt, alle diejenigen zu erreichen, die mit der Krankheit zu tun haben, die davon betroffen sind, die mit ihr leben müssen: die Behandelnden, die Kranken selbst, ihre Angehörigen.
Er schildert das Erleben von Kranken und beschreibt die Symptome als Zeichen der Krankheit Schizophrenie. Er spürt dem derzeitigen Wissen über Entstehungsbedingungen nach und er zeigt, dass die Krankheit behandelbar ist – gut behandelbar, wenn man begreift, dass Schizophreniekranke empfindsame Menschen sind, die neben Therapie Verständnis und Toleranz benötigen.
»Schizophrenie – die Krankheit verstehen ist kein lautes Buch. Es setzt sich nicht für ein neues Medikament ein, verkündet keine neue Ideologie und verspricht keine Lösung durch die Entdeckung einer speziellen Gen-Lokalisation. Aber es setzt sich mit all diesen Fragen auseinander. Und es zeigt den Weg für weitere Forschung in eine unbequeme Richtung auf: Auf den bisherigen Forschungswegen, auf der Suche nach einzelnen, isolierbaren Ursachen geht es nicht weiter, sondern nur gemeinsam mit Patienten und Angehörigen. So ist dieses Buch nicht nur ein Fachbuch für Studenten, Ärzte im Allgemeinen und Psychiater im Besonderen, sondern auch Information und Wegbegleitung für Betroffene und Angehörige.«
Ulrike Hoffmann-Richter in Soziale Psychiatrie.

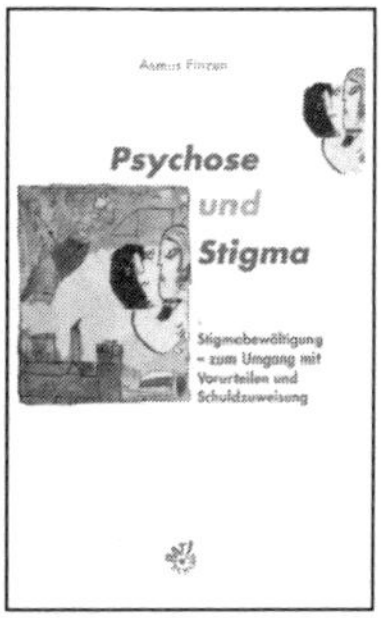

Asmus Finzen

Psychose und Stigma

Stigmabewältigung –
zum Umgang mit Vorurteilen
und Schuldzuweisung

ISBN 3-88414-254-2
200 Seiten
12,90 Euro (23,50 sFr)

Schizophrenie ist nicht nur eine Krankheit. Schizophrenie als Metapher steht gleichzeitig für alles Mögliche andere – und nichts davon ist gut. Das Wort wird damit zum Stigma, das psychisch kranken Menschen aufgedrückt wird wie eine zweite Krankheit. Eine Psychose macht die Betroffenen verletzlich. Sie schränkt sie in ihrer Lebensbewältigung in mannigfacher Weise ein. Die Vorurteile, die sie treffen, werden oft zu einem Genesungshindernis ersten Ranges. Kranke und Angehörige machen bittere Erfahrungen, wenn die Psychose öffentlich wird, deshalb neigen sie dazu, sich und die Krankheit zu verstecken und handeln sich dabei neue Probleme ein.
Dieses Buch hilft, Diffamierung, Vorurteil und Schuldzuweisung bewältigen zu lernen. Es setzt auf Aufklärung von Kranken und Angehörigen über die Stigmatisierung und deren Folgen für ihr Selbstwertgefühl. Es zeigt, dass ihnen Unrecht geschieht. Es erklärt, wie Stigma zustande kommt, wie es unabhängig von einzelnen Betroffenen wirkt, aber jeder sich konkret damit auseinander setzen kann. Diese Hilfen zur Stigmabewältigung gehören in jedes Programm von Psychoseinformation und Psychoedukation. Sie bilden einen zentralen Pfeiler langfristig erfolgreicher Psychosentherapie.